People will forget what you say,
people will forget what you do,
but people will never forget how you made them feel.

人们会忘记你说了什么，

人们会忘记你做了什么，

但是人们不会忘记你给予他们的感受。

产科奎叔说
那些 啪啪 打脸的

孕期误区

李奎 著　周沫 绘

中国出版集团　现代出版社

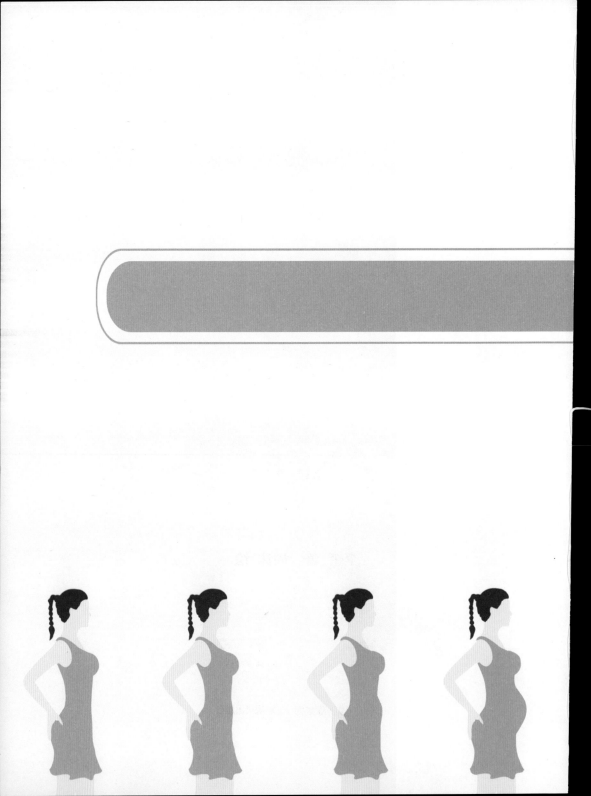

胎儿加载中......

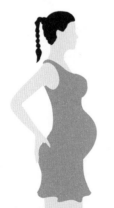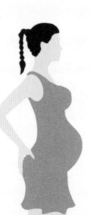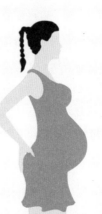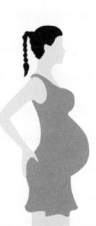

前言 作为一名产科医生，"态度"最重要

写书的这一年，就像自己亲身怀了一个孩子。其间，有无数意想不到的情况发生，历尽千辛万苦，终于"一朝分娩"——这本孕产期的科普图书和大家见面了。感谢本书的编辑和画师的辛勤努力，也要感谢我的家人的大力支持。

对于大多数孕妈妈来说，"怀孕"是一个既熟悉又陌生的词汇。身边怀孕的人很多，听到的关于怀孕生孩子的传闻也很多。然而，一旦自己怀了孕，就发现做任何事情都有点心虚，不知是对还是错，网络上的谣言和负面消息非常多，让人无限恐慌。所以，现在的孕妈妈很容易出现两种极端。一种是细致型，如惊弓之鸟，在备孕期就开始小心翼翼，很多事情无论科学与否，只要有人说有风险，就一定要避免、要预防。这种孕妈妈还容易做到另一个极端，就是只要网上说有益于胎儿的东西，就一定要买，最后自己也不清楚到底什么是正确的，什么是错误的，特容易钻牛角尖。另一种是神经大条型，很迷糊，关于自己的大部分事情都记不清楚，做事无任何规划，一不小心怀孕了才发现自己怀孕前吃了药、拍了胸片、没吃叶酸，等等。总之，一切都不如意，却又不甘心，就把希望寄托在医生身上。

其实，怀孕是一个很自然的过程，只要保持一个良好的心态去产检，就会一路通畅。常常有孕妈妈说，要找最权威的医生。那么，到底谁最权威？谁最靠谱呢？对于同一种情况，不同的医生给出的建议可能各不相同，但最终都能得到相同的结果，也就是所谓的"条条大路通罗马"。所以，怀孕期间，我们要尽可能选择一个自己信任的产科医生，"信则灵，不信则不灵"。不要今天看一个医生，明天再看另一个医生，最后把自己搞得很焦虑，本该是快乐的孕育过程也变得一团糟，让全家人都跟着提心吊胆。

写这本书的动力，是一群可爱的孕妈妈的强力支持。我觉得，既然接诊一个孕妈妈，就应该尽量把她所有的问题都解释清楚，尽量用平实的语言去交流，遇到专业词汇要详细解释其意义，力求她们都能听懂。在北大医院时，每个门诊单元接诊的病人都不会太多。有时会有人问我："这样做真的有必要吗？每天、每时、每刻都不停地重复相似的话？"我认为，虽然对我来说这是重复性劳动，但是对于孕妈妈却很重要。2017年时，我去美国辛辛那提儿童医院学习，看到墙上写了一段话：

"People will forget what you say, people will forget what you do, but people will never forget how you made them feel.

人们会忘记你说了什么，人们会忘记你做了什么，但是人们不会忘记你给予他们的感受。"

是的，态度，态度最重要！对患者说多说少都可以，但是要让患者感觉到你是真心对她，这是最重要的。直到今天，在和睦家医院，我也一直坚守着这个信念。我可以很啰唆，但是让我的孕妈妈们感受到她们被关注，她们关心的问题在这里都能够得到满意的解答，这就够了。而这也是我写这本书的目的，希望能让更多的孕妈妈了解怀孕分娩的种种情况，快乐、平安地度过孕期。

如有不当之处，还希望大家不吝赐教。

李辰

2019.12.1

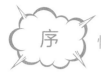
奎老让我给他的新书写个序，我真是受宠若惊。为啥不找业界大咖写呢？编辑说专家要写，老婆孩子也要写。作为一个资深编辑，我太清楚她的目的啦，想必大家是想知道点儿白大褂里面的奎老吧。

我才知道奎老有粉丝，还有个美美的名字叫葵花；居然还有粉丝群，真想潜伏进去；也不太清楚他在写科普书，以为还停留在梦想阶段。我知道的还真是你们不知道的——白大褂里面的他。

真的很浪漫——愿意陪我逛商场，可我不爱；记得每一个纪念日，可我不在意。

真的很暴躁——陪儿子写作业像个中年妇女，唠唠叨叨最后大发雷霆，完全忽视心梗、脑梗的风险。

真的很温柔——对着女儿，不舍得亲亲，怕碰疼她。女儿说爸爸就是抱抱、背背、悠悠……

真的很能干——门诊出到最后一个，下班没准点儿，周末从来不会是两天，假期从来不完整，值班、开会、学习一件件……

真的很聪明——智商题难不住，英语、日语随时切换，其实这点看发量就清楚了。

这样的一个奎老，写科普还出书，也是挺不自量力的。科普重要，但真的难写啊！既要"科"又要"普"，如何兼得？也难为编辑了，居然要给奎老出个漫画书，奎老负责保证科学，漫画负责普及。是呀，现在的确是全民读图的时代了，漫画不再是我儿子这个年龄的专利。

怀孕就是雷区，每个进来的都是勇士，所以当你愿意成为妈妈那一刻你就是伟大的。绝大部分人幸运通过成为辣妈，有人正好踩上，有人擦边负伤，产检医生可以帮你扫雷，但不能时刻陪伴你，你难免时时紧张，步步忐忑。你需要一本书，帮你答疑解惑，帮你躲避雷区。

孕期体重控制这个雷看似不疼不痒，但它爆炸起来威力不小，各种并发症风险都跟着增加，所以你需要好好控制。奎老曾经眉飞色舞地给我讲述，他的门诊中孕妈妈产检量体重时特别夸张，外衣、鞋、手机、钥匙、钱包甚至头饰，统统清理干净才上秤，生怕体重多了一点点而被奎老数落，怕被说"难道怀孕前家里都不给饭吃吗"……其实我特想跟大家说，下次再遇到这种情况，请大家问问奎老他自己怎么控制体重的？为何肚子像是快生了似的？难道出生前妈妈都不给"饭"吃吗？尽管奎老自己胖，但对孕妈妈的体重控制管理得却非常严格，这其实也是强调重在预防吧。一个好医生大概就是这个样子，宁愿牺牲自己呀！

　　孕妈妈多少有些矫情，有些焦虑，有些抑郁，这些无非都是对孩子的爱，爱之切，所以需要人安慰鼓励。这本书就是把指南、共识、教科书的内容唠叨一下，给你安慰，给你鼓励，陪你走过人生路上最危险的一程，让你明知山有虎偏向虎山行。谁让我们都要做妈妈呢？

　　希望每一个勇士都能成为辣妈。当然，产后的体重控制也是必须的哦，否则就真成大妈了。所以，希望奎老再写一本书，告诉你如何产后康复。

　　序，也是新书预告。但愿有下文。

瓜子、瓜子妈
2019 年 11 月 28 日

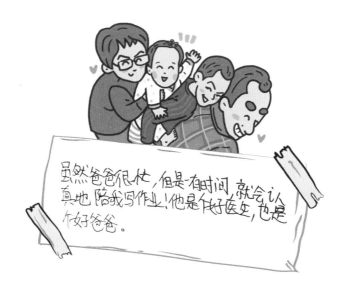

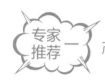

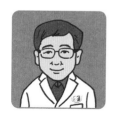

陈敦金

二级教授，主任医师，博士生导师，享受国务院津贴专家。广州医科大学附属第三医院、广州妇产科研究所所长，广州重症孕产妇救治中心主任。中国医师协会妇产科医师分会母胎医学专业委员会主任委员、世界华人妇产科医师分会母胎医学专业委员会主任委员。

李奎，江湖上称"产科奎叔"，虽较我年轻，但出道在先，故称他一声"师兄"。

早知师兄，但见面于新疆（他援疆的地点）；早知师兄有才，但见识本书才知自己才疏学浅，才知师兄腹有诗书气自华。

如果你是一名医护工作者，请不要把本书当作一本漫画小说，而要阅读出文字背后的心态，阅读出故事背后的逻辑。更进一步，如果能从本书领悟到现代产科知识的新进展，或许会更有收获。

如果你是一名普通读者，请不要把本书当作一本杂谈的读物，而要感受"产科奎叔"的良苦用心，感受"产科奎叔"用专业知识、多年的临床工作经验解决你实际问题的专业态度。

书中你问我答的内容虽看似平常，但全部是医师与孕产妇以及家属天天经历的事情，同时也是烦恼缠人之事。过去，门诊医师以专业术语口干舌燥地讲，患者由于缺乏专业知识只能麻木地听，往往是医患双方从无奈到忍耐，效果很差。本书从解决实际问题出发，用图文结合的方式把深奥的医学知识变得通俗易懂，把远在天边的医学知识变得近在咫尺、不再陌生，门诊看病可能从此不再枯燥，而是变得生动、立体而又不那么复杂多变。

我要感谢师兄，让我知道了专业书籍居然还可以这么写，患者要感谢"产科奎叔"，他使相关的产科知识不再那么生僻。

相信本书一定会成为妇产科医患的良师益友。期待此书早日出版。

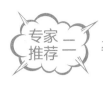

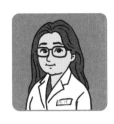

陈倩

北京大学第一医院妇产科主任医师、教授，医学博士。中华医学会围产医学分会常委兼秘书长，中国优生科学协会常务理事，北京医学会常务理事，中国妇幼保健协会高危妊娠管理专业委员会副主任委员。

"奎叔"是孕妈咪对李奎医生的爱称，而我们业内往往称他为"奎老"。其实他年龄还真没有那么老，只是那因操劳而日渐后移的发迹线、稳重的行为举止及办事严谨的方式都透着成熟感。他就读于北京大学医学部，获得博士学位，留学日本，又去美国胎儿医学中心深造，在北京大学第一医院妇产科工作了多年，是我原来的同事。后来，他离开了体制，选择和睦家医院做起了专科医生。见面的机会虽然少了，好在会有不断的信息分享，知道他工作得很愉快，真为他高兴，做上了自己想做而且爱做的事情。

孕妈咪是一个永存的群体，对于她们而言，有共性问题，也有个性问题，当然还有一些与时俱进的新问题。在北大医院工作时，奎老就是一位网红产科医生，因为他深知在医院的工作是"一医一患"的相互关系，而不同方式的科普教育势必会惠及大众。这不，奎老打电话来，邀请我为他的新书写篇推荐信，那就认真拜读一下。

书中涉及的50个问题的确是孕妈咪常问的话题，也是孕妈咪比较容易误解的问题，奎老利用科学知识严谨地正解每一个问题，力求做到通俗易懂，使每一位读者快速获得答案。文章读下来，就是奎老惯用的逻辑思维和表达方式，感到非常亲切，换言之，每字每句都是从他的笔尖或键盘上跳跃出来的。我也非常赞同他书中的每一个观点。

这本书，我不光推荐给孕妈咪，也推荐给准爸爸、家中亲属、亲朋好友，以及专业人员，只有大家达成了共识，孕前、孕期、分娩期、产后、育儿等过程才能变得科学，变得轻松，变得幸福。

最后希望奎老能继续写下去，写成系列，让它们成为孕产保健的好帮手。

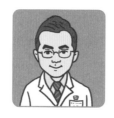

杨明

北京和睦家医院儿科主任。毕业于首都医科大学，获儿科急救和危重症临床医学博士学位。中国医药教育协会儿科专业委员会常委，中国小儿急救医学杂志编委。

在北京和睦家医院，新生儿科和新生儿重症监护病房（NICU）是产科的衔接科室，跟李主任工作中的接触很多。

记忆深刻的是第一次听李主任的科普演讲，他睿智风趣、深入浅出，一些枯燥无味的题目都能被他讲出笑点，听众都能被逗乐，内容也很容易被记住，他真正做到了"寓教于乐"。

生命早期 1000 天对孩子一生都很重要，其间，有近三分之一时间是在妈妈子宫里度过。备孕、怀孕、分娩对很多女性来说都是一次不寻常的心路历程。她们的这段历程充满了问题和困惑，甚至是误区和各种"坑"。李主任写的这本书，就是帮助大家避开"误区"，科学享受孕期。书中选择了 50 个最常见的孕期误区，图文并茂，深入浅出，结合李主任临床遇到的真实场景，把每个问题都认真解析出来，并列出种种循证医学的证据，跟你一起转动谣言粉碎机，摒弃陋习、消除误解、抛下顾虑、回归科学，让每位孕期的女性保持健康、美丽和快乐。我想，这也是李主任写作的动力源泉，我也乐见这本书被大家普遍接受和好评。

听说孕妈妈喜欢叫李主任"奎叔"，这个称呼让人信任和放松，又似乎自带一些喜感，同时跟他处理临床病例时的较真和不妥协有着巨大反差。而李主任的微信 ID 叫"奎老"，不知道是不是"奎叔"日后的进阶版。希望李主任能把他的科普事业一直进行下去，做一个永不畏老的暖男医生。

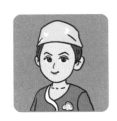

翟立红

北京大学第一医院护师，人气美女助产士，知名母婴育儿微博@小红姐产房故事　博主，头条号"小红姐的产房故事"作者。

对于李奎要从进科说起。李奎是个热血青年，我们前后脚进科，那会儿刚实行医嘱电子化，他教我们处理医嘱，我们一起工作一起玩耍。后来，我们逐渐成长，他由热血青年变成了高年资医师，不变的是他对产科工作的热情与专业。

李奎就像一台永远不知疲倦的"发动机"，对工作充满激情，精益求精。每一次看着他严厉斥责年轻住院医师时，我都会想，有这样的上级是他们的幸福，因为这是对年轻住院医师的负责，更是对患者的负责。虽然这些90后的年轻医生都有些怕他，但是大家底下聊天时都会对男神"奎老"充满崇拜，所有人都说只要跟奎老上手术就会有很大的提高！我们助产士也都喜欢跟亲爱的奎老一起值班，他就是我们的"定海神针"。工作再忙，病人再多，任何突发事件只要在他的运筹帷幄下，都会一路高歌猛进走向胜利！只要他在，我们的心里就特别踏实。

奎老不光是我们的男神，更是广受产妇信任与爱戴的"妇女之友"。奎老出门诊时，总会将他专业的知识以幽默风趣的方式传递给产妇，让每一个产妇都笑呵呵地走出他的诊室。

这样的奎老无论走到哪儿都是受同事尊敬、爱戴，受产妇信任的好医生！

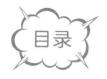

目录

前言

作为一名产科医生，"态度"最重要 / 李奎

序

怀孕就是雷区，每个进来的都是勇士 / 瓜子、瓜子妈

专家推荐一

产科知识变得通俗易懂，医患双方不再"从无奈到忍耐" / 陈敦金

专家推荐二

孕妈咪常见的问题，都可以从这里快速找到答案 / 陈倩

专家推荐三

避开误区，科学、快乐地享受孕期 / 杨明

专家推荐四

产科同事的"定海神针"，产妇信任的"妇女之友" / 翟立红

孕早期 （孕 12 周以前）/ 001

01 孕酮低就要保胎？ / 002
　　孕酮低不是先兆流产

02 肚子很疼就是要流产？ / 006
　　孕早期肚子疼应该这样做

03 先兆流产就要绝对卧床吗？ / 010
　　先兆流产的诊治攻略

04 孕吐严重说明孩子聪明？ / 014
　　孕早期孕吐严重的正确处理办法

05 怀孕后情绪很差，是不是得抑郁症了？ / 018
　　孕期及产后的情绪问题要认真对待

06 孕期穿上防辐射服是不是就安全了？ / 022
　　孕期辐射的正确认知

07 TSH大于2.5就要吃药？数值合格就可以停药了？ / 026
　　孕期甲状腺功能异常的前因后果

08 孕期生病，只能硬扛吗？ / 030
　　孕期生病了，该治还得治

09 怀孕期间感染了HPV，就不能顺产了吗？ / 034
　　孕期感染HPV并不可怕

10 早餐后总是头晕、心慌，是身体出大问题了吗？ / 038
　　孕期头晕、心慌要注意的几个问题

孕中期 （孕12—28周） / 043

11 最早的胎动什么样？ / 044
　　胎动是感觉出来的，不是摸出来的

12 怀孕后睡觉必须左侧卧位吗？ / 048
　　怀孕后的正确卧姿

13 孕期可以过夫妻生活吗？ / 052
孕期的房事

14 唐筛压根儿没有正常结果？ / 056
唐氏筛查的三种方法及结果的解读

15 无创DNA能代替羊水穿刺？ / 062
无创DNA不能代替有创性产前诊断

16 大排畸做四维超声看得更准？ / 066
孕期四维超声只是一个噱头

17 怀孕摔了一跤会压到孩子吗？ / 070
孕妈妈摔跤后的正确应对方法

18 胎儿真的会"打嗝"？胎动总是数不明白…… / 074
孕期科学地数胎动很重要

19 早晨特意没吃饭，等着验尿，结果里还是有好多加号…… / 080
尿常规结果的解读

20 胎儿会发生ABO溶血吗？ / 084
母儿血型不合的诊断和治疗

21 都说怀孕了要多吃水果？ / 088
孕期要合理饮食

22 孕早期吐得厉害，瘦了，所以后期要把体重补回来？ / 094
孕期应该科学地控制体重

23 孕期腿抽筋要补钙吗？补钙会导致胎盘老化？ / 098
孕期要好好补钙

24 多吃菠菜能补血？做饭用铁锅能补铁？ / 102

孕期要科学补铁

25 孕期患上了严重便秘，食疗没用，怎么办？ / 106

孕期便秘可防可治

26 没有任何症状，但尿里有细菌，这是啥情况？ 必须吃抗生素吗？ / 110

需要高度关注的尿常规异常项

27 糖耐时多走路能提高通过率？血糖高，打胰岛素会上瘾吗？ / 114

妊娠期糖尿病的诊断和治疗

28 抹油能防止妊娠纹吗？ / 120

理性看待妊娠纹

29 总有宫缩，是先兆早产吗？ / 124

孕期偶尔出现宫缩是正常现象

30 怀孕后总感觉胸闷、憋气，说明我和孩子都缺氧吗？ / 130

孕期憋气与缺氧没有必然联系

31 胎动规律突然变了，好害怕…… / 134

孕期胎动变化要注意的问题

32 孕期一定会腿肿吗？ / 138

孕期小腿浮肿是异常现象

孕晚期（孕 28 周至分娩） / 143

33 胎位不正，做特殊动作能变正？ / 144

胎儿是臀位不要急，切忌自己转胎位

34 胎心监护时，机器总报警，是不是胎心有问题？ / 148
胎心监护图要这样看才是正确的

35 漏尿还是破水？傻傻分不清楚…… / 152
胎膜早破的自我判断方法

36 暴走、爬楼梯、喝茶能催产？ / 156
足月以后也不要做剧烈运动

37 羊水少、脐带绕颈，就不能顺产了吗？ / 164
孕晚期的超声要这样解读

38 孕期得了阴道炎就不能顺产了？ / 168
漫谈孕期阴道炎

39 临产了，怕受二茬罪…… / 172
精神因素是顺产的重要条件

40 子宫肌瘤能在剖宫产时切了吗？ / 176
剖宫产时不常规切子宫肌瘤

41 高度近视能顺产吗？ / 180
近视是可以顺产的

42 剖宫产时，竖刀口比横刀口好？ / 184
剖宫产刀口的选择要看自身的具体情况

43 择期剖宫产，突然破水了，去医院前能吃饭、洗澡吗？ / 188
择期剖宫产前要做这些准备

44 头胎剖宫产，二胎也必须剖吗？ / 194
剖宫术后经阴道试产需要的条件

45 近足月了，见红、肚子疼、破水就要打救护车去医院？ / 198

　　足月以后，这些状况要去医院看急诊

46 无痛分娩真的不疼吗？ / 204

　　无痛分娩是最人道的促进自然生产的方法

产褥期（产后 42 天） / 209

47 保留脐带血能治很多疾病？ / 210

　　理性对待脐带血和胎盘

48 剖宫产后要喝萝卜汤帮助排气？躺24小时以后才能下床活动？ / 214

　　产后48小时是产后恢复的关键时间段

49 月子里吃水果要烫一下？菜不能放盐、放调料？好多东西吃了会回奶？ / 220

　　产褥期要科学地衣食住行

50 吃胎盘是大补吗？ / 224

　　产后应该均衡饮食，不要被误导

奎叔的"祖宗们"说奎叔 / 228

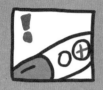

孕早期

目前临床采用的"孕早期"标准为孕 12 周以前，与教科书上的概念稍有不同。

孕妈妈在孕早期要做的事情如下：

孕 6—7 周之间进行超声检查明确为宫内孕、活胎（可见胎芽、胎心），可同时抽血化验感染疾病筛查（乙肝、丙肝、艾滋病、梅毒）以及甲状腺功能，到社区卫生服务中心建立母子健康档案。

如果没有不适，则孕早期检查结束，不用再到门诊复查。

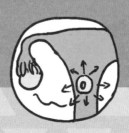

01 孕酮低就要保胎?

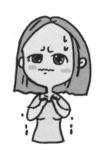

奎叔,我怀孕5周了,
之前查血孕酮低,
您给我保保胎吧?

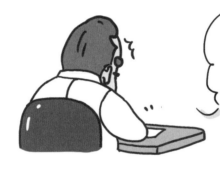

孕酮低?
孕酮压根儿没有正常值呀!
何况你都不知道是宫内孕还是宫外孕,
保啥胎啊?

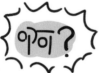

啊啊?

那万一流产咋办呀?
其他孕妈都吃黄体酮,
您也给我开点儿吧!

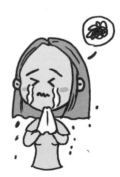

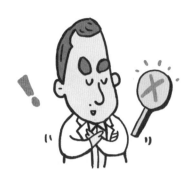

对不起，不给开。
我看你是被网上忽悠了吧，
忽悠忽悠就忽悠瘸了？！
是不是要……

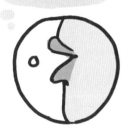

嘴里吃着，

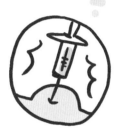

屁股上打着，

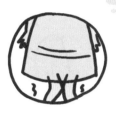

阴道里还得放着，

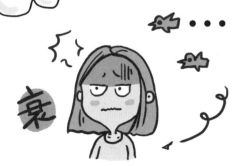

恨不得把自己**泡在孕酮里**才放心？

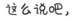

这么说吧，
孕酮低有没有必要保胎
是原因和结果的问题。

原因	结果
胚胎发育不良 → 孕酮低 ✓	
孕酮低 → 胚胎发育不良 ✗	

目前统一的观点是，如果没有症状，
孕酮不需要查，也不需要补。
号称"保胎"，意义不太大呀……

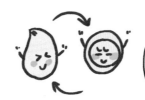

6周做个超声，
只要有 **胎芽、胎心**，
你就可以放心啦！
平时如果有明显的腹痛，
或者阴道出血，
可以随时来医院。

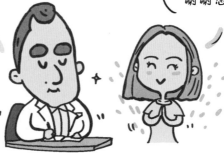

天哪！！！
原来是这样！
谢谢您了！

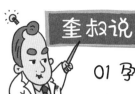

01 孕酮低不是先兆流产

很多人在怀孕后出现莫名的恐慌，尤其是在没有任何症状的情况下盲目检查人绒毛膜促性腺激素（hCG）、孕酮等指标，一旦指标偏低就怀疑自己是先兆流产，这是非常错误的认识。

实际上，孕期孕酮并没有准确的参考值。特别是在孕早期，宫内孕、宫外孕和胎停育的孕酮值范围互相交叉，孕酮值偏低无法代表胎儿的真实状态，过度焦虑的情绪反而可能增加流产的风险。目前医学界对黄体酮的副作用尚存争议，盲目服用或注射黄体酮保胎是非常不可取的。而且，如果是因为胎儿停止发育或宫外孕造成的孕酮低，盲目服用黄体酮更是一件荒谬的事情。

那么，孕妈妈应该如何理性看待所谓孕酮低呢？

如果出现少量阴道出血，同时伴有下腹坠痛、腰酸腹胀，需要怀疑是先兆流产。由于超声一般在孕 6 周以后才能明确是否有胎心，所以一般建议孕 6 周之前有出血症状的孕妈妈进行血液检查，看 hCG 的翻倍情况来推测胎儿的状态，而孕 6 周之后有出血症状的孕妈妈应该首选超声检查。

孕酮低往往是胚胎发育不良的结果，而不是原因。同时，一半以上的自然流产的原因是胎儿自身发育异常，所以不建议轻易选择保胎治疗，顺其自然是最好的选择。

最后强调一下，孕早期没有先兆流产的症状时，不要盲目做过多的检查，否则只会徒增无谓的烦恼，且不利于孕妈妈与胚胎的健康。如果出现症状，根据孕周大小首选阴道超声检查，超声检查不会对妊娠产生影响。如果超声可见胎心，同时出现阴道流血症状，则可诊断为先兆流产，此时再根据自己的情况选择进行保胎治疗。

02 肚子很疼就是要流产?

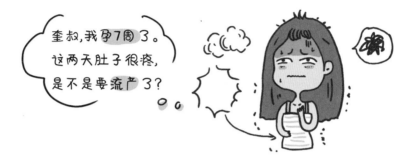

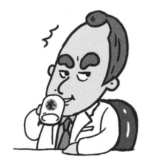

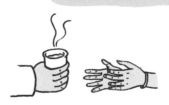

怎么个疼法？

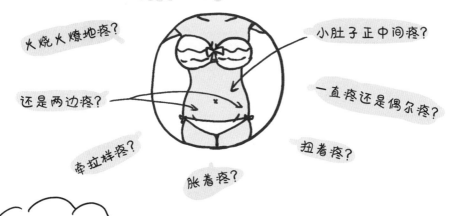

火烧火燎地疼？

小肚子正中间疼？

还是两边疼？

一直疼还是偶尔疼？

牵拉样疼？

扭着疼？

胀着疼？

居然有这么多疼法，好高级……

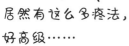

小肚子两边，
偶尔痛，隐隐约约的，
牵拉样疼，
而且有时像来月经一样疼！

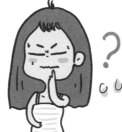

那是疼吗？
那是下腹不适！

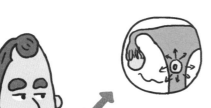

怀孕后，子宫长大，周围韧带会受到牵拉。
你B超正常，也不出血，正常人一个！

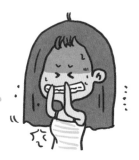

可……可……我真的好疼！

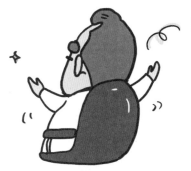

你是正常人一个！
越大大咧咧地，你和娃越安全！
精神状态很重要！
哪怕真的要保胎了，也要保持心情愉悦，
这样也更容易保胎成功！
明白吗？

放松！快乐！

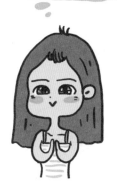

好好好！

不舒服都不见了！
囤货去！

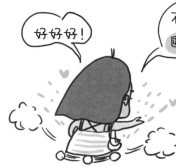

奎叔说

02 孕早期肚子疼应该这样做

在孕早期，很多孕妈妈都会有各种各样的不适感，其中，"腹痛"症状是最常被提起的。当感觉自己有腹痛症状时，应该怎么办呢？

首先，要排除宫外孕。一般在孕6—7周可以通过超声明确胚胎的位置。如果宫内可见孕囊，且孕囊内可见卵黄囊，也就是大囊套小囊，就可以确认是宫内孕了。否则，就要怀疑是宫外孕，应做进一步检查，必要时进行积极治疗。宫外孕侧的下腹通常会有腹痛，呈撕裂样痛、痉挛样痛或单纯胀痛。而压迫宫外孕对侧下腹时，宫外孕侧的下腹也会疼痛，且往往会有少量阴道出血。一旦发生破裂，除了腹痛，还会有肛门坠胀、腹胀拒按，甚至昏迷休克的症状。容易给人误导的状况是，做了试管婴儿的孕妈妈如果一次移植了两个以上的受精卵，即使宫内可见胚胎，也要小心同时出现宫外孕的可能。

其次，要确定是真正的疼痛还是不适。很多孕妈妈都会有隐隐约约的下腹不适，或者主观感觉像以往月经来潮前的下腹坠胀不适，而且不适的位置不固定，不适的感觉时有时无。有些孕妈妈的下腹会有牵拉样痛或痉挛样痛，即"拧湿毛巾样"的感觉，这可能是由于怀孕后子宫不断长大，从而牵拉子宫周围的韧带导致的。真的"腹痛"时，孕妈妈可能会疼得出汗、直不起腰。如果是因为自然流产导致的腹痛，在最疼痛时，往往还会伴有阴道月经量的出血。此种情况应当马上到医院就诊。

最后，孕早期明显的下腹痛还要考虑妊娠以外的疾病，如阑尾炎（右下腹痛、发热）、卵巢囊肿扭转（一侧下腹痉挛样疼痛）、妊娠黄体破裂（撕裂样痛、肛门坠胀、大便感），等等。

其实，绝大多数的孕妈妈只是有下腹不适感，这是孕早期常见的生理现象，可自行消失，不需要治疗，单纯观察就可以了，过于紧张焦虑反而对怀孕不利。当然，如果自己实在无法分辨，则建议及时到医院就诊咨询。在正常就诊时如果有不适症状要及时和医生说明，以防自己误判。

03 先兆流产就要绝对卧床吗?

奎叔,我怀孕6周3,
做过B超,结果正常,
但这几天下面老流血,
每次就一点儿,暗红色。
我有照片,您看看!

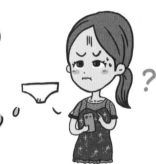

一擦就有,不擦就没有?
超过月经量了吗?

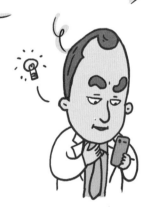

是的。
没超过月经量。
我是不是得卧床啊?

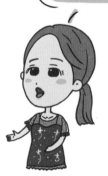

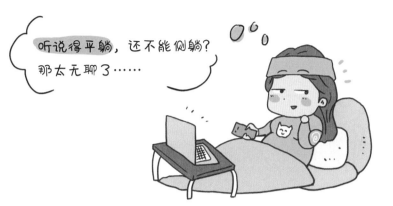

听说得平躺，还不能侧躺？
那太无聊了……

你的情况可以诊断为先兆流产，
不放心就吃点儿孕酮保保胎，但不用卧床！
上网搜搜"孕妇 产妇 肺栓塞 死亡"，学习学习！
孕产妇体内血液都是高凝状态，非常容易出血栓！
老躺着会死人的！

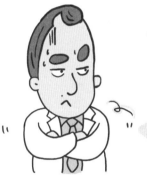

我的妈呀……
不能卧床，
那还有其他保胎方法吗？

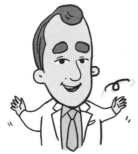

我觉得你太焦虑了！你真的很焦虑！
你天天那么紧张，本身就容易导致流产。
放松，该干啥干啥，别剧烈运动就好！

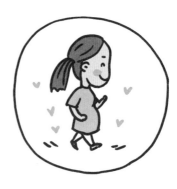

呃，奎叔……
好的，我一定不卧床……

暂时先别上班了，休息两周！
如果还有出血就复查超声看看，
出血增多或腹痛来看急诊啊！

谢谢奎叔！比心！

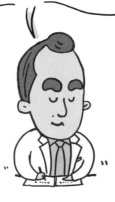

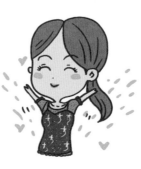

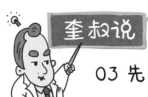

03 先兆流产的诊治攻略

现在的孕妈妈总以为自己先兆流产。实际上，先兆流产是有明确定义的，不是随便有一点不舒服就是先兆流产。诊断先兆流产必须同时符合两点：第一，已经由超声明确诊断了宫内孕，而且可看到胎心，即宫内早孕、活胎。第二，有阴道出血，伴或不伴有腹坠痛。需要说明的是，出血的颜色对于诊断先兆流产没有太大的意义，鲜红色、粉红色或深褐色的颜色差异通常是由于出血量不同以及血液存在于阴道内的时间长短不同而形成的。

那么，诊断了先兆流产后应该怎么治疗呢？

首先，应该找病因，针对病因做相应的治疗。比如，甲状腺功能异常的孕妈妈可服用治疗甲状腺疾病的药物来治疗先兆流产。可是，也有一部分孕妈妈找不到病因，怎么办？如果孕妈妈年轻，怀孕不困难，则建议遵循优胜劣汰原则观察，顺其自然。大部分胚胎发育得比较好，不用治疗，症状就会自然消失，妊娠继续下去了，发育不好的胚胎则会自然流产掉。临床上，很多孕妈妈在孕30—60天时会有一点阴道出血，但出血量不大，经过休息，出血消失，绝大多数妊娠可以继续。如果阴道出血如月经量那么多，一般认为胚胎可能发育不好，则不建议保胎。

其次，如果怀孕不易，胎儿宝贵，想积极保胎怎么办？标准的治疗方法是应用孕酮治疗，待出血停止、症状消失后停药。有许多老的治疗办法目前被认为无明显效果，如服用维生素E、绝对卧床等。尤其是绝对卧床，目前认为会对孕妈妈造成生命危险。因为怀孕后，孕妈妈的血液成分发生变化，极易凝固。如果绝对卧床不活动，很容易产生下肢血栓，血栓一旦脱落堵塞到肺造成肺栓塞是可能造成死亡的。所以保胎时，医生的建议是不做剧烈运动，如快步走、提重物等，而不是绝对卧床。

最后，孕早期会出现各种不舒服的症状，需要孕妈妈及时调整情绪，不要疑神疑鬼。孕妈妈要充分相信孩子，充分相信自己，快乐面对孕早期的不适症状，一切都会好的！

04 孕吐严重说明孩子聪明?

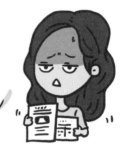

奎叔,快救救我吧!!!
我怀孕7周了,现在吃什么吐什么,
喝口水都吐,痛苦死啦!

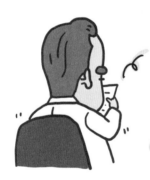

嗯,宫内孕,孩子符合孕周大小,
尿常规里酮体是阴性的,
说明你和孩子的一般状况都挺好的。
建议少食多餐,不用忌口,
想吃什么都可以。

可是什么也不想吃,
吃什么都吐呀!

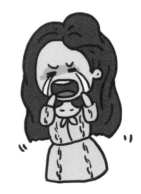

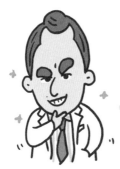

你真的什么都不想吃吗？真的吗？
想喝咖啡吗？想吃烤鸭吗？

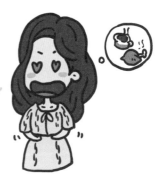

咦？烤的东西孕妇能吃吗？
咖啡……能喝吗？又没啥营养！
都说吐得多更要吃有营养的才行啊！

你看看你看看！你这不还是有想吃的东西吗？
现在吃啥吐啥，啥都不吸收，还谈啥营养？
不过，再喜欢吃的东西每次也要少量吃，不恶心呕吐才行。
每半个小时吃一点儿。这样一天吃下来，总食量并不会少。
另外，任何时候都不要让自己有饥饿或者饱胀的感觉。

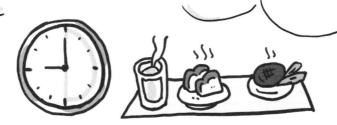

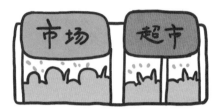

平时多出门去开阔的地方散散步，
不要守在屋子里，也不要去人多、气味复杂的地方。

市场　超市

那，我还听说，
吃啥吐啥，孩子就聪明，
是这样吗？

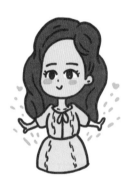

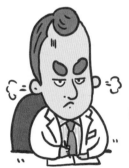

这你都信！
如果是真的，那大家每天抱着脸盆去吐就好了。
孕吐太厉害，腹腔压力增高，有可能会造成流产。
别盼着自己吐！能不吐就别吐！

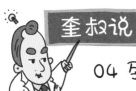

04 孕早期孕吐严重的正确处理办法

孕早期，许多孕妈妈都会出现早孕反应，如恶心、呕吐、乏力、犯困、流口水、乳房胀等。不过，也有无任何反应的孕妈妈，所以并不能说没有早孕反应的孕妈妈就是异常的。早孕反应在可忍受的范围内是正常的，但是如果已经难受到不能正常生活、饮食，精神也非常差，就需要到医院就诊。

一般医生会关注下列情况：

第一，要看是否为宫内孕、活胎。这需要在孕 6—7 周做阴道超声明确诊断。有少数孕妈妈出现剧烈的恶心呕吐是因为葡萄胎，这属于"妊娠滋养细胞疾病"的一种，通过超声可以基本诊断，单纯通过血液检查是无法确诊的。

第二，要做一些血液检查，如甲状腺功能、血糖等，看看是否有内科疾病。一些有甲亢、糖尿病的孕妈妈会出现很严重的早孕反应，一旦发现应该针对病因进行治疗，单纯对症治疗是没用的。

第三，在以上检查都正常的情况下，要进行血液电解质检查，还要做尿常规检查看尿酮体，以便判断身体的一般状况是否出现了严重的异常。如果有明显异常，可能需要通过静脉输液来改善孕妈妈的不适症状。

第四，关于饮食。大家都知道要少食多餐，那么具体含义是什么？就是要保持时刻不饿也不吃饱的状态。这里并不是单纯地指每天吃三顿饭，而是随时吃一点可口的东西，但又不多吃，以能吃一口又不吐为原则，这样就可以大大减轻孕吐的症状。有孕妈妈会问，没有可口的食物怎么办？其实，这是因为孕妈妈一心想吃有营养的东西。可是，连吃都吃不下，何谈营养？所以，不用忌口，什么都可以吃，只要吃下去不吐出来，就能获得营养。

第五，其他注意事项。有些孕妈妈吃了多种维生素会出现严重的恶心呕吐，那么就可以先停止服用，待症状缓解后再继续服用。另外一个容易被忽略的重要问题是，焦虑、紧张、抑郁的心情会加重早孕反应。所以，孕妈妈要尽量放松，调整好心态，同时，家人要给予孕妈妈足够的心理支持与安慰，帮助孕妈妈顺利度过孕早期。

05 怀孕后情绪很差，
是不是得抑郁症了？

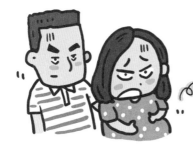

奎叔，我之前吐得厉害住院了，
出院后好了一段时间，
可是现在反应又重了，
怎么办啊？

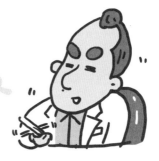

你在家每天都做些什么呀？

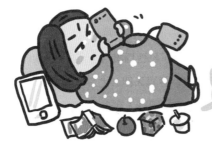

吃得不多，所以浑身没力气，
总是躺在床上休息。

这两天有什么不一样吗？
我看你今天查的尿常规里，
尿酮体是阴性的。

尿酮体
（一）

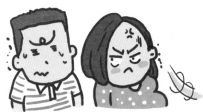

这两天心情不太好，有点烦，总是睡不着，老公总是跟我吵架，婆婆的态度也不好。

我哪有和她吵架？她天天发脾气，像一个火药桶，家里谁也不敢惹她。

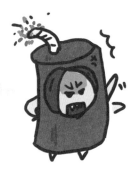 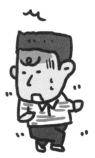

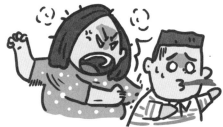

看！看！又和我吵吧！不行，我要吐！

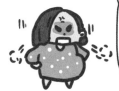

孕妇在孕期会容易发脾气。你要摆正位置，她是给你生孩子，不冲你发脾气，冲谁发？她说什么就是什么，多迁就一下。

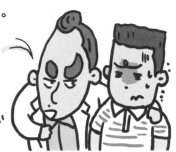

丈夫就是出气筒，有火冲他发没毛病。

你可以哭，可以发脾气，前提是发泄完心情要舒畅！！！本来也没啥大事。

如果越发泄心里越委屈，是不对的，要自己调整一下。

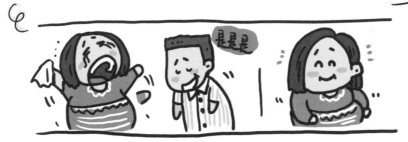

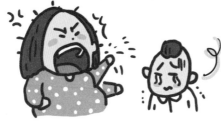

可是有时候，大宝稍不听话就会生气，生起气来就想动手。

而且，一生气就会持续好长时间，平静下来感觉大宝挺可怜的。

感觉自己会不会是有病啊？

这是正常的。不光是孕妇，就是男人也会发脾气。

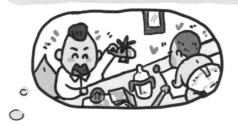

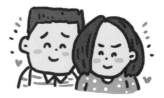

网上曾经疯传过一个段子，说的就是当你看孩子做得不好

准备发脾气时，一定要默念几遍：

"孩子是我亲生的，是我亲生的，我亲生的！"

05 孕期及产后的情绪问题要认真对待

怀孕以后，由于激素水平的变化，孕妈妈的情绪容易出现波动。特别是一些孕妈妈之前有不良孕史，就更容易对自己、对胎儿、对分娩等有诸多担忧。近些年，社会与生活上的压力不断增加，很多孕妈妈都会出现焦虑或者抑郁状态，严重时，还可能患上抑郁症。相比于更被大众熟知的产后抑郁症，孕期抑郁症其实也并不罕见。此时的孕妈妈应该怎么办呢？

首先，孕妈妈要自我调整。第一，不要没事就上网。网上的内容太负面，谣言也太多，容易造成心理状态异常，让孕妈妈对即将到来的所有事情都感到恐惧。第二，情绪不好时要懂得发泄，不要闷在心里。孕妈妈不爽时可以哭、可以闹、可以和老公吵，但是，发泄完心情要能够平复下来，不要越发泄情绪越不好，那就很危险了。第三，不要总待在屋子里。封闭的空间容易让人感到压抑，要多出门，去户外散步、和朋友聚会、正常上班等，都可以帮助孕妈妈放松心情、分散注意力，从而缓解心理异常的症状。第四，要学会求助心理医生，请医生帮自己做专业的心理指导，必要时口服药物治疗，不要讳疾忌医。

其次，家人要给予足够的支持。家里的长辈以及准爸爸先要知道，孕妈妈在孕期可能会出现情绪问题，所以在生活中要努力对孕妈妈进行疏导，多与孕妈妈交流，防止沟通不畅造成相互之间的隔阂，从而加重孕妈妈的症状。准爸爸起着承上启下的作用，很关键！所以准爸爸不要和孕妈妈对着干，要尽可能多抽出时间陪伴孕妈妈，在心理上给予支持，多包容、多聊天，这样才能舒缓孕妈妈的心情。同时，准爸爸如果发现孕妈妈的情绪异常且无法控制，要及早规劝并陪伴孕妈妈看心理医生，及早干预才能避免严重状况甚至悲剧的发生。

当然，如果医院能对每一个产检的孕妈妈做一个心理评估，并根据结果加以心理疏导就更好了，但是短期内恐怕还无法实现。

总之，孕妈妈的情绪异常需要整个家庭联合起来，与孕妈妈共同正确、科学地面对。

沟通，沟通很重要！

06 孕期穿上防辐射服是不是就安全了?

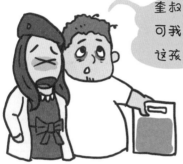

奎叔,奎叔,我刚发现怀孕啦!
可我老公恰好在最近一次同房前照了胸片,
这孩子是不是不能要了?

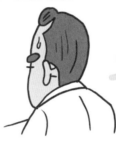

没事。
可以要!

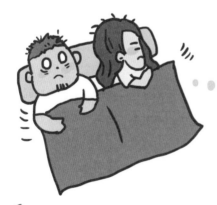

网上说会造成胎儿畸形啥的……
我和我老公都好几天没睡好觉了……

单纯一张胸片的放射剂量远没有达到
造成胎儿异常的临界剂量。
一般来说发生异常的概率极其小。

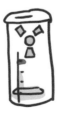
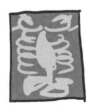

我这种情况是不是要做个羊水穿刺啥的呀? 听说查得很全面?

不需要,正常产检就好。做了结果正常也不代表孩子一定都正常。

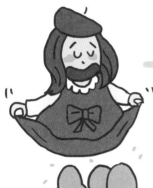

那您看我这个防辐射服是不是能管点儿用? 穿上能少接受点儿辐射?

这衣服唯一的作用就是告诉人家你是孕妇。

辐射来自各个方向,防辐射服只挡在肚子前面。

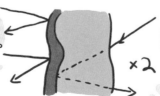

×2

后面的射线穿过身体后,碰到防辐射服又原路返回,相当于辐射了两遍。

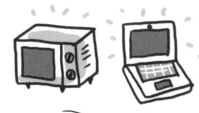

我晕……那微波炉、电脑还能用吗?

当然能啊。微波炉开启后，距离1米开外，辐射基本就可以忽略不计了。

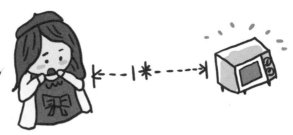

除非把自己隔离在一个铅房子里。否则，你不用电子产品，周围的人也一样在用啊!

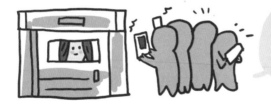

哦，坐地铁时用绕开安检门走吗?

那倒不至于。说明你是孕妇，一般会得到照顾。

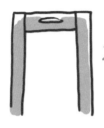

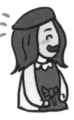

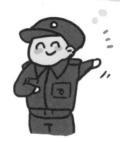

奎叔说

06 孕期辐射的正确认知

孕期的辐射一直是个比较敏感的话题，这个话题贯穿整个孕期。

首先要说的是，我们生存的环境中辐射无处不在，射线从四面八方而来，无可回避，除非让自己待在铅屋子里。所以说，防辐射服就是一个笑话，它只挡住了肚子，除了能让防辐射服里的手机没信号外，基本没什么作用。当然，穿着它上车能很容易让别人认出你怀孕了，会格外关照你。

那么，应当如何正确看待孕期的辐射呢？需要明确的是，胎儿是否受到辐射影响，取决于累计接受的辐射剂量。2016 年美国妇产科医师学会（ACOG）发布的《妊娠和哺乳期诊断性影像学检查指南》中指出，怀孕后的 0—2 周内（孕 2—4 周）接受辐射对胎儿的影响是全或无的，类似于妊娠期用药的影响模式，但是同时还要达到的总辐射剂量为 0—100mGy。孕期可能造成胎儿智力异常的辐射剂量为 60—310mGy，造成胎儿白血病风险增加的辐射剂量最少为 10—20mGy。

知道这些可能造成异常的临界值后，我们再来看一下在常见的放射性检查中，胎儿接受的辐射剂量：四肢 X 光检查，< 0.001mGy/ 次；胸片，0.0005—0.01mGy/ 次；乳腺 X 光检查，0.001—0.01mGy/ 次；腹部 X 光检查，0.1—3mGy/ 次；腰椎 X 光检查，1—10mGy/ 次；头颅 CT，1—10mGy/ 次；胸部 CT 或 CT 肺动脉造影，0.01—0.66mGy/ 次；腹部 CT，1.3—35mGy/ 次；盆腔 CT，10—50mGy/ 次。(数据来源：American College of Obstericians and Gynecologists Committee on Obstetric Practice. Obstet Gynecol.2016;127(2):e75–8)。

综上，我们可以清楚地知道，孕期接受几次 X 光照射，甚至一次 CT 检查都不会有什么影响，所以像手机、电脑的辐射更可以忽略不计。

07 TSH大于2.5就要吃药？
数值合格就可以停药了？

你的血化验结果里
有一项异常，就是
甲状腺功能TSH偏高。

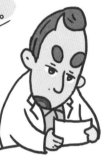

这是啥意思呀？
有啥影响吗？

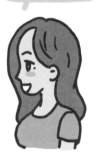

提示可能为甲状腺功能低下，就是甲减。
你现在是4.5，有可能影响孩子的智力和生长发育,也可能导致流产。

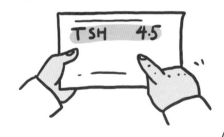

TSH 4.5

啊？对呀！
听说应该小于2.5呀！
我这是不是太高了？

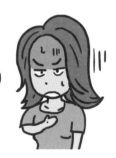

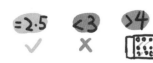

那是以前的观点了。
现在一般认为3以下就是正常的，
4以上就得吃药。

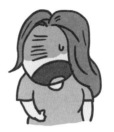

那可怎么办呀？
对孩子影响大吗？吃药来得及吗？

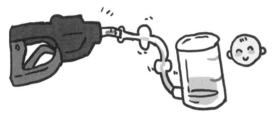

别急别急！
咱及时发现了问题，
就可以有针对性地吃药。
吃上药，过两周复查，
TSH 控制到2左右就好了。

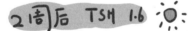

2周后 TSH 1.6

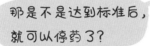

那是不是达到标准后，
就可以停药了？

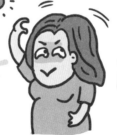

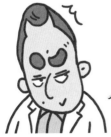

那怎么可能！
是吃了药才正常的，要一直吃，不能停。

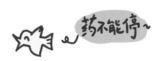

药不能停~

那整个孕期都要一直吃药吗？
吃这么长时间的药安全吗？

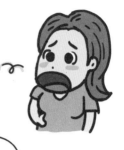

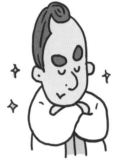

这种药很安全，没问题的。
但是控制到正常后，
还要4到6周复查一次。
有异常的话，要再调整药量。

好的，奎叔，您快开药吧！
我这就吃上，早吃早安全！

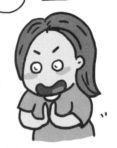

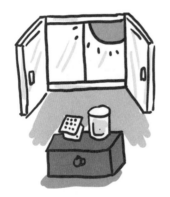

一般是早起吃药，
吃完药一两个小时后再吃饭，
否则可能影响药效。

好的，奎叔！
复查见！

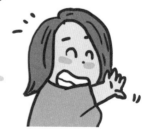

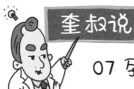

07 孕期甲状腺功能异常的前因后果

自我国《妊娠和产后甲状腺疾病诊治指南》颁布以来，全国上下兴起了甲状腺功能的筛查热潮，大量甲状腺功能异常的孕妈妈被发现。但说起甲状腺功能，大部分孕妈妈还是比较陌生的。绝大多数甲状腺功能异常的人并没有典型症状，最常见的是甲状腺功能减退，以亚临床甲状腺功能减退（简称"亚临床甲减"）为主。实际上，甲状腺功能异常与许多母儿疾病相关，如不明原因的不孕、自然流产、胎停育、胎儿小（即宫内生长受限，FGR），甚至新生儿智力发育落后等，所以要重视此项检查。一般医院会在孕期首次全面检查时抽血检查促甲状腺激素（TSH）。

整个孕期的任何时刻，TSH 大于 4mU/L 即应该治疗，小于 3mU/L 为正常，3—4mU/L 之间可以治疗也可以不治疗。而一旦开始治疗，TSH 就应控制在 2mU/L 左右，且要维持至分娩。开始用药后，孕妈妈应每两周检查一次 TSH，TSH 稳定后，整个孕期每 4—6 周检查一次，如有异常要积极调整治疗方案。整个孕期都未治疗的临床甲减，发生胎儿异常的风险会明显增加。孕期服用的甲状腺素片很安全，对胎儿无不利影响。只要孕期积极治疗，孩子基本都会正常，不会影响智力。至于具体药量，孕妈妈需要到内分泌科做更细致的检查和诊断，听从内分泌科医生的专业指导。有时对于 TSH 正常，但 FT4 低于正常范围的孕妈妈，也会建议服药治疗。孕妈妈吃药后如果出现心慌等不适症状需要及时就诊，调整用药剂量。

另外，分娩后是否需要继续吃药，要看孕期的用药剂量和分娩后的化验结果。分娩后，对于产妇甲状腺功能的判断标准就和非孕妇一样了，大部分产妇都不用吃药了。不过，即使需要吃药，也不影响喂奶。

总之，甲状腺功能异常现在很常见，虽不必惊慌，但要足够重视。只要听从医生的建议，配合积极治疗，就会得到一个健康的宝宝。

08 孕期生病，只能硬扛吗？

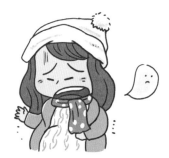

奎叔，
终于扛到来看你了！

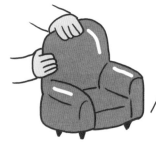

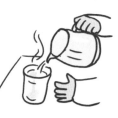

看你状态不太好呀，
感冒啦？

是呀，
都3天了，
发烧38℃！

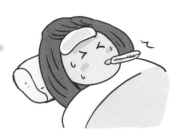

头疼，
嗓子也疼。

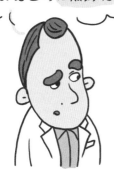

那你怎么不早来呀?
这得吃药呀!
严重的话还得打点滴呢!

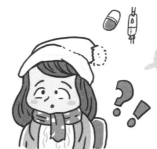

啊?孕妇还能吃药呢?

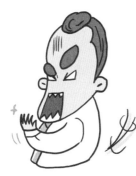

当然能!怀孕不是病!
感冒发烧才是病!得病就得治!
发着高烧,对你和孩子都有影响咋办?
迁延不愈再得个肺炎啥的,就得不偿失了!

什么药都能吃?
和怀孕前一样?

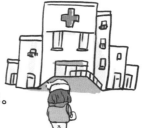

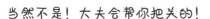

当然不是!大夫会帮你把关的!
怀孕中一旦生病了,不要忍着,要马上来医院。
无论去哪个科,都先告诉大夫你怀孕了!

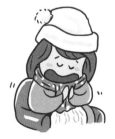

啊啊啊救命恩人啊!
我吃，我吃! 我都快难受死了!

好，吃药后3天内如果没有
任何改善，就回来复诊啊!

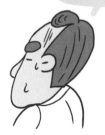

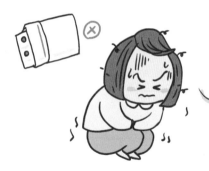

成! 那，我怀孕前痛经
一直不敢吃止疼药，
怕吃止痛药以后生不出孩子，
会不会也白忍了?

唉，有点同情你。
有些止痛药可以吃。
生完孩子如果肚子疼，
一次得吃3粒止痛药呢!

唉!

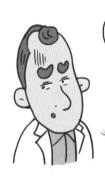

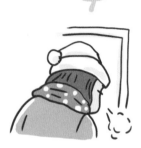

08 孕期生病了，该治还得治

许多人都有一个错误的观点，那就是孕期不能吃药，吃了对胎儿不好，所以孕期生了病就得生扛。这是大错特错！正因为孕期是比较敏感的时期，身体状况会有很大改变，所以更应该积极对待身体的不适。医生并不是一定要给孕妈妈用药，而是会根据孕妈妈的具体病情决定是否用药。

下面是孕期比较常见的两种需要用药的情况：

1.感冒发热。一般来说，普通感冒不用特殊治疗，多饮水，适当休息，一般一周左右都会自己好转。但如果高热持续在38.5℃以上，则必须用药。一般先用退烧药把体温降至正常，如果效果不好，就需要及时就诊，必要时输液治疗。另一种感冒是流感。一旦确诊或疑似流感，要马上吃抗流感的药，而且必须就医！如果自己不能确定是哪种感冒，要及时到发热门诊或者内科急诊就诊。

2.怀孕前的疾病，如癫痫、精神类疾病等。此种情况要在专业医师指导下，用最低有效剂量的药物维持治疗。有的孕妈妈总是担心药物对胎儿产生影响，所以不愿意服药或自作主张停药，这样很危险。一旦此类疾病得不到有效控制，对孕妈妈以及胎儿都有巨大影响，甚至危及母婴生命。我曾经遇到过一个自行停用抗癫痫药的孕妈妈，结果孕期发生癫痫持续状态，陷入昏迷，孩子没了，还差点把自己的命搭进去。

美国食品药品监督管理局（FDA）专门有一个关于孕期及哺乳期用药的分类建议，根据对孩子的影响分为A、B、C、D、X五类。医生为孕妈妈开具的药物大部分都是B或C类药物，特殊情况下，权衡利弊，也会选择D类药物。所以，孕妈妈请相信医生，他们会选择对母婴影响最小、对疾病最有效果的药物。

所以说，在孕期，如果疾病需要，孕妈妈是应该使用药物的。专业的疾病要由专业科室的医生来看，不是所有疾病都要先到产科就诊。当然，孕妈妈在其他科室就诊时一定要告知医生你的孕妈妈身份，以避免不必要的麻烦。

09 怀孕期间感染了HPV，就不能顺产了吗？

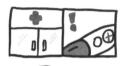

奎叔，我现在怀孕6周了。
之前不知道怀孕了，
刚去打了HPV疫苗，
这咋办呀？

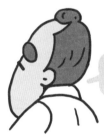

正常孕期检查就行。
目前认为不会对孩子产生影响。

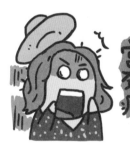

吓死我了。
本来想打完疫苗再怀孕的，
结果一不小心就怀上了。
我就怕感染了HPV再发展成宫颈癌……

没那么夸张。
即使怀孕期间发现了HPV感染，
也不需要治疗。

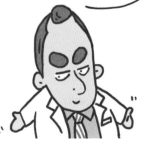

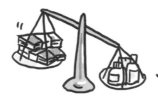

不用治?
我有些姐妹得了HPV花了好几万买药治疗呢!

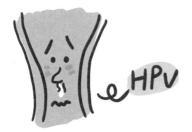

得了HPV就像宫颈感冒了,
主要靠自己的抵抗力来治疗。
目前没有哪种药能真正有疗效。

可我听说高危型HPV会引起宫颈癌的。
怀孕将近一年时间,不会癌变吗?

HPV 16 (+)
HPV 18 (+)

感染 — CIN1 — CIN2 — CIN3 — 原位癌 — 宫颈癌
HPV

10~12年

HPV
TCT

一般从HPV感染到发展成为宫颈癌需要很长的时间。
所以建议每年复查HPV,同时还要查TCT,
以此来筛查宫颈是不是发生了变化。

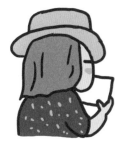

那感染HPV会影响阴道分娩吗？

可能有影响。

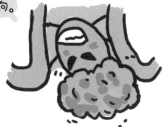

比如 低危型HPV可造成尖锐湿疣，菜花样的瘤子会堵塞产道，可能会需要剖宫产。

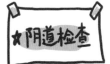

所以足月后分娩前要进行详细的阴道检查排除异常。

没有尖锐湿疣就可以顺产了吗？

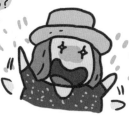

是的。
但是在分娩时对新生儿的处理措施还会有些不一样。
你的HPV和TCT没问题，

别瞎想！

09 孕期感染HPV并不可怕

HPV的中文全称是人乳头状瘤病毒，目前世界上公认其与女性宫颈癌的发生密切相关，所以近些年宫颈癌疫苗的接种备受女性关注。下面简单介绍一下关于HPV的常见问题。

HPV有两大类。一类是高危型HPV，主要与宫颈癌以及其他一些肿瘤的发生相关，其中最常见、与癌症最密切的是16型和18型。高危型HPV常常进入宫颈的细胞内躲藏，所以宫颈外观一般没有特殊变化，除非有癌症的发生。另一类是低危型HPV，感染后主要会引发尖锐湿疣。尖锐湿疣是性传播疾病的一种。

先来说高危型HPV阳性。此种情况要做宫颈防癌筛查（TCT），必要时做阴道镜检查，以排除宫颈恶性疾病。实际上，怀孕往往可以使宫颈异常的程度升级，分娩后又会回落。如果仅仅是宫颈癌前病变，则观察即可；如果已经诊断为宫颈癌了，要根据怀孕的周数来判断胎儿能否存活，从而决定做何种治疗。孕晚期发现的宫颈癌也是可以做化疗的。

再来说低危型HPV阳性。此种情况要仔细检查外阴、阴道、宫颈是否有尖锐湿疣。如果有且比较小，可以在孕期做手术切除。如果肿物巨大，则建议剖宫产终止妊娠。如果无明显病变，可经阴道分娩，并在新生儿娩出后进行特殊处理，预防喉乳头瘤的发生。

那么，打宫颈癌疫苗期间怀孕了怎么办？一般来说，如果发现怀孕了，下一针疫苗就不建议打了。如果已经注射了两针疫苗，认为保护率可达80%左右，剩下的一针产后再打即可，但是整体保护率与按时接种对比会有所降低。即便是打了疫苗，每年还是要做HPV和TCT检查，以确保安全。

总之，感染HPV后，只要进行规范的检查和治疗，绝大多数孕妈妈都可以经阴道分娩。

10 早餐后总是头晕、心慌，是身体出大问题了吗？

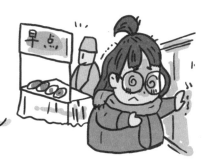

奎叔，
我今天吃完早餐来的，
路上头晕、心慌，
最近总这样……

之前去社区检查过，血压正常，也不贫血，血糖也正常。咋回事儿啊？是不是身体出大问题了？

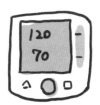

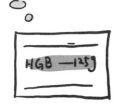

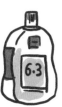

这个状态持续了多久啊？

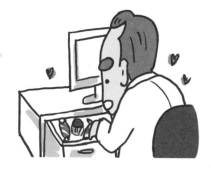

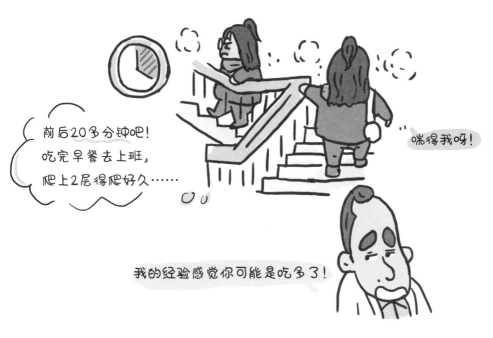

前后20多分钟吧!
吃完早餐去上班,
爬上2层得爬好久……

喘得我呀!

我的经验感觉你可能是吃多了!

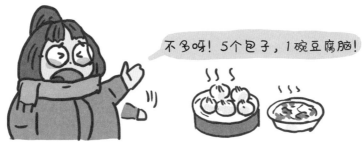

不多呀! 5个包子, 1碗豆腐脑!

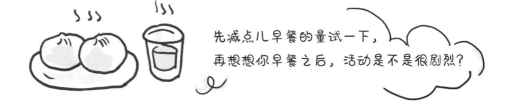

先减点儿早餐的量试一下,
再想想你早餐之后, 活动是不是很剧烈?

039

有时候吃多了，再加上一些很剧烈的运动，一两个小时后有可能会出现血糖偏低的情况。全身的血液都集中在胃肠道或四肢肌肉中，导致脑部供血减少，就可能会出现一过性的头晕、心慌。很多人都这样。

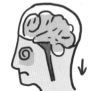

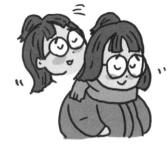

行行行，听您的，我回去试试。

也有可能是因为早餐吃得早、吃得少，饿的。到这个时候你可以稍微加一点餐，喝个酸奶、吃个面包啥的。

还要注意，不要吃完饭之后立刻去挤地铁、坐很拥挤的电梯、去比较封闭的屋子等等。另外，吃完饭要适当休息一下。

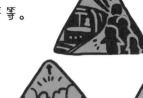

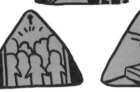

遵命!

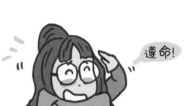

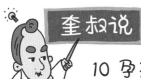

10 孕期头晕、心慌要注意的几个问题

许多孕妈妈在孕期会突然出现头晕、心慌的症状，一时间找不到明确的原因。其中最常见的是发生在早餐后，少数没有明确的时间相关性。无论是何时出现的头晕、心慌，都建议马上原地休息，最好能坐下来，看不适的症状是否能自然缓解，必要时要呼救。如果有条件要马上测量一下血压、心率以及快速血糖，看是否和某些疾病相关，如高血压或低血压、心律失常、低血糖等。

下面分三种情况具体说明。

第一种，发生在早餐后1—2小时的头晕、心慌。如果早餐进食过多，大量的血液就会集中到胃肠道，供消化吸收之用。此时如果稍有剧烈运动，如快步走、爬楼梯，或者去人员密集且不通风的地方，如超市、地铁、电梯等封闭的空间，或者精神有点紧张、焦虑，如着急上班、费力思考问题等，都有可能导致头晕、心慌，有时还会出冷汗。这时候经过自我调整，症状大多可自行缓解，不需特殊治疗。

第二种，无明显原因、无明显规律性的头晕、心慌。这时候孕妈妈需要反思一下有没有特殊的原因？这种状况是经常出现还是偶尔出现一次？如果经常出现，同时伴有耳鸣症状，且自己不能迅速缓解，建议到耳鼻喉科或神经内科就诊，以便判断是否需要做特殊的化验检查及治疗。

总之，大部分孕妈妈头晕、心慌的症状可自行消失，应当少食多餐，不要进食过早、过少或过饱，餐后不要剧烈运动。如果孕妈妈的不适症状频繁发生，又无法自行判断发生原因，则建议去相关科室进行有针对性的就诊和检查。

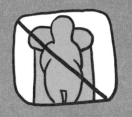

孕中期

目前临床采用的"孕中期"标准为孕 12—28 周。其间，每 4 周到门诊检查一次。

孕妈妈在孕中期要做的事情如下：

孕 12 周（孕 11—14 周）做 NT 超声检查、血液化验（血常规、凝血、肝肾功能、血型等）。

孕 11—13 周 6 天做孕早期唐氏筛查，或孕 12—21 周做无创 DNA（也叫 NIPT，属于选做项目）。

孕 16 周做常规产检（身高、体重、血压、腹部听胎心），孕妈妈开始感觉到胎动。没有赶上孕早期唐氏筛查也未选做无创 DNA 的孕妈妈此时做中孕期唐氏筛查（孕 15—21 周 6 天）

孕 20 周（孕 18—24 周）做大排畸超声。

孕 24 周（孕 24—26 周）做糖尿病筛查（OGTT），检查血常规。

从孕 16 周起，单绒毛膜双胎的孕妈妈每两周超声检查一次，双绒毛膜双胎的孕妈妈每 4 周超声检查一次。

11 最早的胎动什么样?

18周了，有胎动了吗？

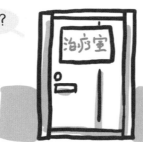

啊！没有啊！

刚才听胎心挺好的呀，你也听见了，就像小火车咣当咣当的声音。第一次怀孕的妈妈差不多16周到20周之间开始出现胎动。

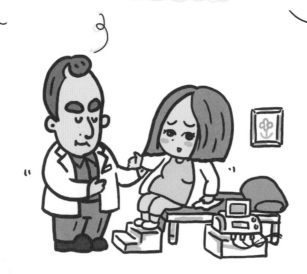

回家在安静的状态下
好好感觉一下小腹的位置
有没有不一样的感觉？

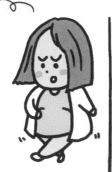

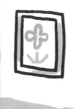

啊！成！
我回家好好摸摸肚肚！

摸？
胎动是感觉出来的，
不是摸出来的！
现在孩子那么小，
能摸出胎动才怪！

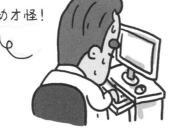

10年前……

呃，虽然我是二胎，
但老大都10岁了，
怀头胎时的
各种技能早忘了……

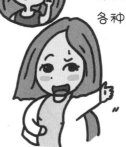

呃，那我没生过孩子，
更没亲身感觉过了。

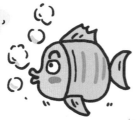

不过，
孕妈妈都说胎动最开始
就是肚子里咕噜咕噜冒泡的感觉，
像一条小鱼在肚子里面游。

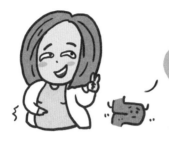

啊！现在肚脐这儿就在咕噜咕噜地冒泡！哈哈哈胎动来了，娃被我感动了！

唉！那真的是你的肠子在动！你饿了吧？早晨没吃饱？你这个周数子宫底部还在肚脐下面呢，孩子哪能跑到子宫外面动啊？

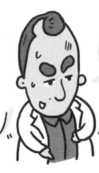

现在如果要有胎动，一定是在小肚子的位置。

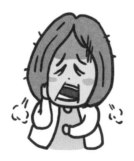

唉！

白激动一场……

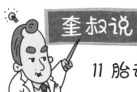

11 胎动是感觉出来的，不是摸出来的

怀孕期间让孕妈妈、准爸爸特别兴奋的"第一次"有很多，感觉到胎动就是其中之一。这代表着孕妈妈终于能够很直观地感受到小生命的存在了，可以直接了解胎儿是否安好，怀孕前几个月的茫然无助彻底结束。

一般来说，大部分初次怀孕的孕妈妈在孕 16—20 周就可以感受到胎动了。胎动是指胎儿在子宫里的活动，是孕妈妈的一种感觉。像一些电视剧里拍的，胎儿踢得肚子都变形了，这种情况在一开始时不会出现。经产妇最早在孕 12 周左右就可以感觉到胎动。此时期胎儿较小，胎动的感觉很轻微，不容易感觉到，需要在安静的环境里去感受。所以，一开始不要在白天感觉胎动，外界许多声音和事物容易分散注意力，要在夜深人静时，也就是临睡前去感觉。

胎动的具体位置因人而异。孕妈妈去产检时，医生都会摸肚子。此时，孕妈妈可以问一下医生子宫底长到什么位置了，因为只有在子宫所在的位置感觉到的才是胎动。最简单的方法是观察医生在哪里听到的胎心，去那附近会更容易感觉到胎动。孕妈妈一旦感觉到胎动了，就应该每天都能感觉到，而且感觉会越来越强烈。当然，也有极少数孕妈妈整个孕期都感觉不到胎动。

如果孕妈妈一时感觉不到胎动也别着急，坚持每天晚上睡前都体会一下，绝大多数孕妈妈都会如愿以偿。

12 怀孕后睡觉必须左侧卧位吗?

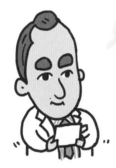

怎么样? 最近有什么不舒服的吗?

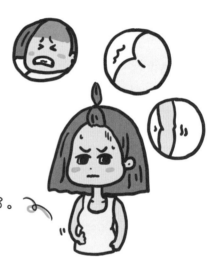

有!!!
我一左侧卧就憋气,
胎动很剧烈, 特难受!
早上起来整条胳膊都麻了。

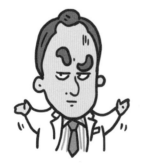

既然不舒服, 为啥要左侧卧?

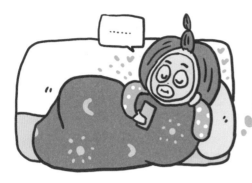

很多人都说要左侧卧，
我严格遵守哇！

那说法是错误的！
往哪边儿侧身舒服就往哪边儿躺，
是侧卧位就行！
跟着感觉走就对了！

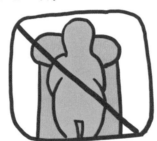

但不要平躺。

侧卧时宝宝动得特厉害，
是不是压到TA了？

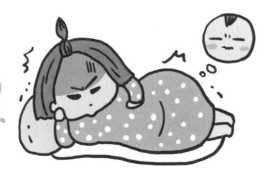

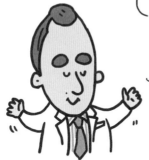

压倒压不到，
但如果娃动得特别厉害说明TA有点不爽，
你应该换个姿势，怎么舒服怎么来。
如果怎么都不舒服，你只能来回翻身了……

我是不是该买个孕妇枕啊？

那倒不一定！
侧睡不用侧90度，
把身子轻轻垫起来，
稍微侧一点身就管用。

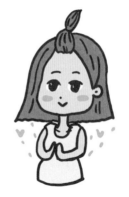

用被子垫，
或者靠着老公也可以呀！

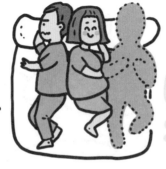

奎叔说

12 怀孕后的正确卧姿

很多书籍和产科医生都会强调，怀孕后一定要左侧卧位。所以，许多听话的孕妈妈都坚决按照要求左侧卧位。殊不知，这种说法并不完全正确。

之所以要求左侧卧位，是因为所有妇产科学的书上都说，怀孕后，子宫由于其左后方乙状结肠的影响，会向右旋转。如果人再向右侧卧的话，子宫就会向右侧旋转得更厉害，容易造成子宫供血不足，导致胎儿宫内缺氧。但是，凡是产科医生都知道，我们做剖宫产手术时会常规看子宫是否旋转，向哪一侧旋转。结果，有的子宫向右旋，有的向左旋，有的不旋转，每个人都不一样。因此，左侧卧位的理论基础就不存在了。

那么怀孕之后应该怎么卧呢？

首先，应该侧卧。因为孕 20 周以后，子宫不断增大。如果平卧位，则子宫向后压迫人的下腔静脉，造成回心血流减少，导致"仰卧位低血压综合征"，孕妈妈会出现血压明显下降、头晕、心慌的症状，同时造成子宫的静脉血液回流困难，子宫动脉的阻力增加，子宫供血减少，胎盘血管床的压力增加，然后可能造成胎盘早剥，进而威胁孕妈妈及胎儿的生命。

其次，向哪个方向侧卧？因为每个人的子宫的旋转方向都不一样，所以要跟着感觉走，哪边舒服就向哪边侧卧。如果向一边侧卧时胎动剧烈，自己心慌憋气，就说明你不适合往这边侧卧，要换另外一边试试。如果哪一边都不舒服，就只能不断翻身了。

最后，一定要 90° 侧卧吗？不是，侧 30°—40° 就可以。要明白，我们的目的是防止子宫压到血管上去，目的达到就够了。

所以，怀孕之后，尤其是孕 20 周以后，休息的时候要跟着感觉走，向哪侧卧舒服就向哪侧卧，切记不要平卧。有的孕妈妈在孕早期时就侧卧睡觉，这也是没必要的。孕早期时子宫还很小，对周围的压迫基本可以忽略不计，所以这时候可以随便躺，平躺、趴着都没事，对孕妈妈和胎儿都没什么影响。

13 孕期可以过夫妻生活吗？

奎叔，问一个羞羞的问题可以吗？
我老公让我问的……

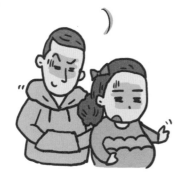

您说。

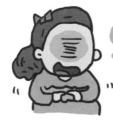

怀孕了，可以过夫妻生活吗？

肯定是可以的。
但是你要处于
完全正常的状态，没有：

先兆流产或早产的症状，
比如出血、频繁宫缩、
胎盘低置或前置、
流产早产的病史、
宫颈息肉等妇科状况……

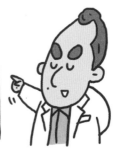

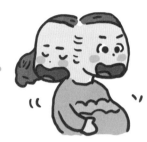

这些情况我都没有。
所以，随时都可以同房吗？

当然不是。
3个月以前妊娠并不稳定，
不建议同房。

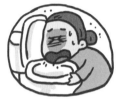

那就是说3个月以后，
包括孕晚期都行吗？

现在流行的观点是8个月后同房可能导致早产，
足月以后还是可以的。

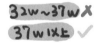

32w~37w ✗
37w以上 ✓

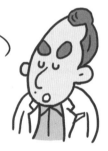

预产期

尤其是到了预产期前后，
胎儿一直都不发动的时候，
可以尝试同房，促进早日动产。
有一些医生会这样建议，
但大多数人还是羞于启齿。

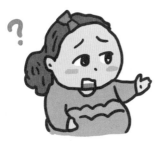

对了，同房时还需要戴避孕套避孕吗？

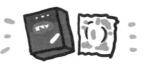

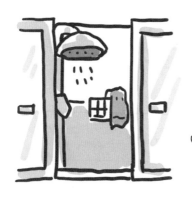

那倒不用，一般怀不了孕。
但是要注意个人卫生。

明白了！
谢谢奎叔！

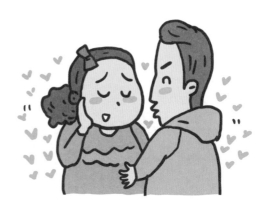

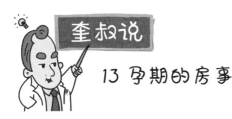

13 孕期的房事

如今，孕妈妈、准爸爸的知识水平越来越高，对于怀孕期间及分娩后月子期间的许多老规矩、羞于启齿的话题都希望有更深入的了解，孕期的房事就是其中之一。

有研究发现，怀孕后，孕妈妈的性欲并没有下降，反而提高了。也就是说，孕妈妈本身是有这种需求的。但由于怀孕是一个比较特殊且敏感的时期，大部分人认为孕期不能进行房事。这是错误的观点，当然，也不能走极端。

首先，要排除一些妊娠期疾病和状态，包括先兆流产、先兆早产、宫缩频繁、阴道出血、胎盘低置状态或前置胎盘等，都不适合同房，否则可能对孕妈妈或胎儿不利。

其次，孕早期（孕 12 周以前）妊娠处于不太稳定的状态，不建议同房。等到孕 16 周，妊娠进入比较稳定的阶段，就可以同房了。但是要注意，动作不要太剧烈。有些专家建议孕32—37 周期间不同房，因为可能有早产的风险。足月以后，孕妈妈的腹部明显隆起，也不太利于同房。但是，如果在这期间注意卫生，动作比较轻柔，不太频繁，也还是可以同房的。在预产期前后，如果没有明显宫缩，可以通过同房造成一定的刺激，促进临产的有效宫缩及早出现。

总之，孕期可以同房，前提是无特殊禁忌的疾病、频度和幅度适当、注意个人卫生。

14 唐筛压根儿没有正常结果?

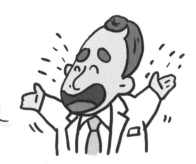

恭喜呀! NT结果正常。
你现在30岁,
接下来要做唐氏筛查了呀!

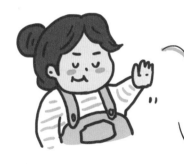

就是抽血查染色体筛唐氏儿的呗,
看有没有遗传病?
您放心,我们两家都没有遗传病,
不做了!

这个跟遗传没关系!
你和你爱人绝对
不会是21三体和18三体,
否则生不出孩子来!

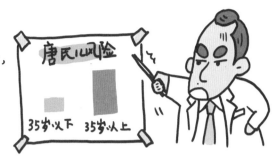

所有的胎儿都有发生唐氏儿的风险，
这是一种自然发生的疾病，
发生风险和孕妈妈的年龄有关。
35岁以下的概率会低些。

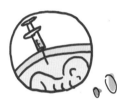

哦，我还听说有人
做完唐筛不合格又做了羊穿，
那干吗不给我直接做羊穿呢？

羊水穿刺是一种有创性产前诊断，最准确。
但你现在属于低危人群，没必要冒这个风险。
现阶段做唐筛就够了呀！
如果唐筛有问题，再选择羊穿。
我现在给你开早唐的单子哈！

早唐？还有中唐和晚唐吗？

目前啊，有3种唐筛，早唐、中唐、无创DNA。
现在大部分医院做的是中唐。

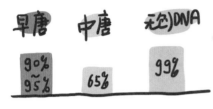

无创DNA筛出唐氏儿的概率最高，
99.9%左右，早唐90%到95%，中唐65%左右。
另外，这三种检查对孕周的要求也不一样。

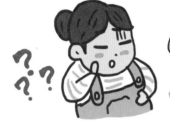

那，为啥不给我做无创DNA啊？
准确率高呀！

无创贵，要几千块钱！早唐和中唐只要小几百块钱。

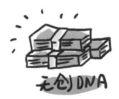

你是低危人群，
这3种筛查都可以做。

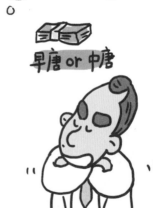

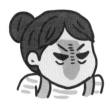

那结果就是正常不正常吗?

唐筛压根儿没有正常值，结果都是高风险或者低风险。
而前两种筛查的结果还有临界风险，有临界风险会建议再做无创DNA。

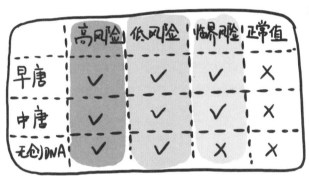

	高风险	低风险	临界风险	正常值
早唐	✓	✓	✓	✗
中唐	✓	✓	✓	✗
无创DNA	✓	✓	✗	✗

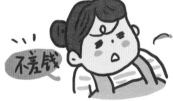

不差钱

这么麻烦!
那肯定选择既省事又准确的检查做呀。
我想和家里人再商量一下，谢谢奎叔!

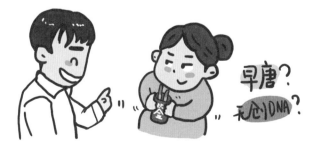

早唐?
无创DNA?

奎叔说

14 唐氏筛查的三种方法及结果的解读

在孕期，针对胎儿异常的筛查有超声筛查（结构畸形筛查），以及血清学筛查（唐氏筛查）等。之所以名为"筛查"，是因为得到的结果不是百分之百准确，有漏诊和误诊的可能。

唐氏儿，即"先天愚型婴儿"，指罹患唐氏综合征的婴儿。这是一种常见的染色体疾病，是自然发生的，与家族遗传无关，与孕妈妈的年龄相关。唐氏儿出生后，可长期存活，但是生活基本不能自理，会给家庭和社会带来很大负担。

唐氏筛查，即"唐氏综合征产前筛选检查"，简称"唐筛"，通过化验孕妇的血液，检测母体血清中甲型胎儿蛋白、绒毛促性腺激素和游离雌三醇的浓度，并结合孕妇的年龄、体重、孕周等方面来判断胎儿患先天愚型、神经管缺陷的危险系数。唐筛主要用于唐氏儿低风险人群，也就是 35 岁以下的孕妈妈。

据统计，如果孕妈妈为 34 岁，唐氏儿的自然发生率是 1/455；如果孕妈妈为 35 岁，唐氏儿的自然发生率是 1/352；如果孕妈妈为 36 岁，唐氏儿的自然发生率是 1/266；如果孕妈妈为 40 岁，唐氏儿的自然发生率就已经达到 1/85 了。

目前，唐氏筛查有三种方法：孕早期唐氏筛查，简称"早唐"；孕中期唐氏筛查，简称"中唐"；无创 DNA，也叫"NIPT"。

首先说早唐。早唐只有部分医院可以做，时间限定为孕 11—14 周，其唐氏儿筛出率大约为 90%—95%。它的结果有三种：高风险，建议羊水穿刺；低风险，建议正常产检；临界风险，建议做无创 DNA。

再来说中唐。中唐大部分医院都可以做，时间限定为孕 15—20 周 6 天，其唐氏儿筛出率大约为 67%（2/3）。它的结果也是三种：高风险，建议羊水穿刺；低风险，建议正常产检；临界风险，建议做无创 DNA。

然后说无创 DNA。无创 DNA 的时间限定为孕 12—22 周，其唐氏儿筛出率大约为 99.9%。它的结果有两种：高风险，建议羊水穿刺；低风险，建议正常产检。

近期，又出现了无创 DNA 增强版，也叫 "NIPT-PIUS"。它的筛查内容比普通版无创 DNA 多很多，当然也更贵一些。其结果解读同普通版无创 DNA。

此外，也有少数医院采用早唐和中唐联合筛查。

需要说明的是，唐筛检查的时间限定要以超声核对的孕周为准。

最后，无论孕妈妈做的是哪种唐氏筛查，接下来的超声检查中若发现胎儿异常，需要做进一步的产前诊断时，还是要做羊水穿刺或脐血穿刺来明确诊断的。而中唐的结果包括开放性神经管畸形的风险度，高风险的孕妈妈只要做大排畸的超声就可以明确诊断了，不需要为此做羊水穿刺。

所以，孕妈妈要知道，"超声筛查" 和 "血清学筛查" 是互补的，为的就是最大可能地筛出有问题的胎儿，二者之间互相不可替代。

15 无创DNA能代替羊水穿刺?

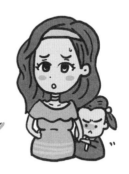

奎叔，我38岁了。
刚做的NT超声正常，
还需要做无创DNA或羊穿吗?

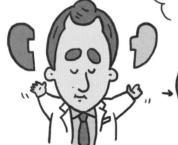

"超声检查"和"产前筛查与诊断"是两回事，
互相之间不可替代，有互补作用，
都是应该做的。

那我做无创DNA就可以了吧?
不想做羊穿了。

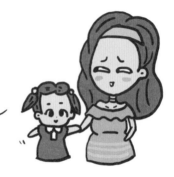

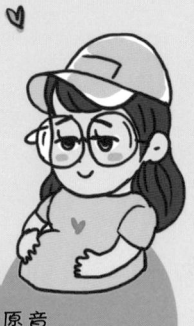

当你愿意
成为妈妈的那一刻
你就是伟大的。

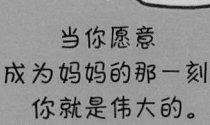

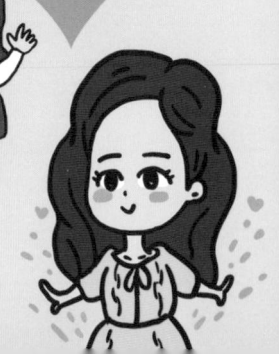

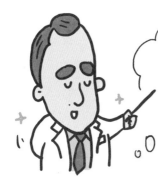

你搞错了哈!

大夫给你的建议是做羊水穿刺,不是无创DNA。

无创DNA就是一种高级别的唐氏筛查。

而你作为一个高龄孕妇,

首先建议你做的是产前诊断,也就是羊水穿刺。

网上不都说无创DNA很准,
可以替代羊水穿刺吗?

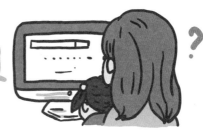

唉!我给你讲讲无创DNA和羊水穿刺的区别吧。
这诊室的窗户是毛玻璃的,能看见外面的东西吗?

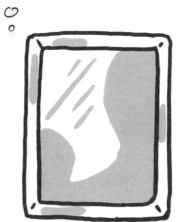

看不到。

这无创DNA呢，就是在窗户上挖个小眼，然后从这个小眼往外看，外面模模糊糊的有6栋楼。

羊水穿刺呢，就是一下子把整个窗户都打开了，然后一看，外面有46栋楼，每栋楼多一层还是少一层都能看清楚。

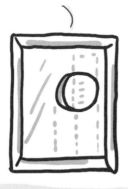
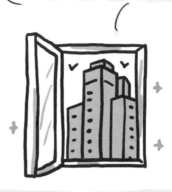

所以，对于高龄孕妇的你，大夫建议做的是羊水穿刺，不会建议做无创DNA。

妈呀！敢情差距这么大呀！那做羊水穿刺有风险吗？

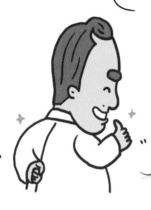

这个风险，取决于给你做羊水穿刺的大夫的经验值！至于是不是能承受风险，需要你自己做决定。

奎叔说

15 无创DNA不能代替有创性产前诊断

很多孕妈妈都会感觉，似乎无创 DNA（NIPT）是一种产前诊断的好方法，没有风险，只需要抽下血，避免了羊水穿刺等有创性产前诊断的流产、早产风险。这种理解是错误的。画重点——"无创 DNA 在任何情况下都不能替代有创性产前诊断"！

无创 DNA 是一种高级别的唐氏筛查，通过抽取孕妈妈的静脉血，分离胎儿的遗传物质，进行扩增，最后推断胎儿是否异常。目前绝大多数医院只能通过无创 DNA 来进行 21 三体、18 三体和 13 三体的筛查。无创 DNA 不会给出正常或不正常的判断，只是提示高风险或低风险。无创 DNA 高风险的孕妈妈医生会建议做有创性产前诊断。有一些孕妈妈会自己去做所谓的全能无创 DNA 检查，以为等同于有创性产前诊断，但实际上只是多筛查了几种常见的基因异常的疾病而已。

哪些孕妈妈应进行有创性产前诊断呢？第一类，高龄孕妈妈，即分娩时年龄大于等于 35 周岁；第二类，超声检查提示胎儿畸形等异常情况的孕妈妈。有创性产前诊断包括：绒毛活检，时间限定为孕 11—14 周；羊水穿刺，时间限定为孕 16 周—孕 21 周 6 天，有些医院由于特定原因可能会做到孕 26 周左右；脐血穿刺（更大孕周时）。

有创性产前诊断可以清楚地展现人类的全部 23 对染色体，不但能够明确染色体个数是否正常，还能够明确染色体结构是否有异常。有创性产前诊断的结果是所有检查的最终结果，起到了"拍板"的作用。

至于风险问题，可以说，选择哪一种方法都是有风险的。选择无创 DNA 的风险就是漏诊，可能提示低风险的结果，最后生出的却是有染色体异常的孩子。而有创性产前诊断，顾名思义，就是有创，可能造成流产或早产。当孕妈妈有需要进行产前诊断时，必须要选择一种风险来承担，没有任何风险的检查是不存在的。

16 大排畸做四维超声看得更准?

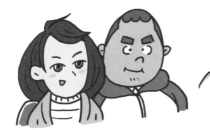

奎叔，我该约大排畸啦，咱们医院能做四维超声吗?

为啥要做四维超声啊?

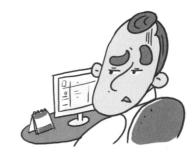

能看到宝宝长啥样，数数TA有几个脚指头!

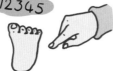

12345

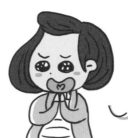

眼见为实，嘿嘿! 普通超声黑乎乎的感觉不准!

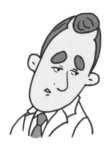

呵，呵呵，呵呵呵。

你所看到的广告上的四维超声，也就是给你录几段视频，
拍几张照片，并不是医学上的四维彩超，
对于诊断胎儿畸形来说，作用和普通超声一样。
超声做得准不准还是取决于做超声的医生水平和超声机器。

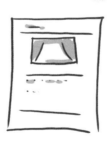

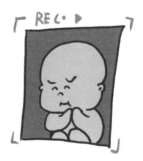

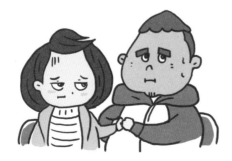

我……

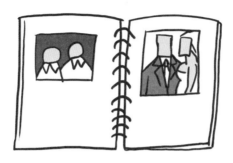

这么说吧，**结婚一定要拍婚纱照吗？**
如果非拍不可，那就做四维吧。

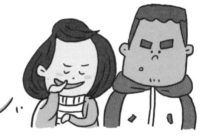

好的，我还是想做，
想看看宝宝的脸
是不是跟TA爸爸一样大！

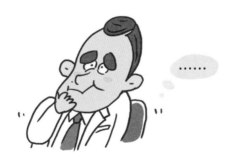

……

16 孕期四维超声只是一个噱头

孕期有几次重要的超声不要错过。

第一次，孕早期超声。一般孕7周左右做，经阴道做最准确，很安全，主要是核对孕周，明确是宫内孕还是宫外孕，是否有胎心。

第二次，NT（胎儿颈后透明带）超声。一般孕11—14周做，主要是测量胎儿颈后透明带厚度，结果应小于2.5毫米，超出的话可疑胎儿染色体异常，建议做有创性产前诊断。除此之外，还会测量胎儿大小，再次核对孕周，检查胎儿鼻骨。如果没有看到胎儿鼻骨，则建议做有创性产前诊断。

第三次，大排畸超声，也叫"系统超声筛查"。一般孕18—24周做，也有医院孕21—22周做，认为更清楚。主要是从头到脚，从里到外把胎儿看一遍，但不常规筛查手指脚趾、外生殖器等细微部位。

第四次，小排畸超声。一般孕28—32周做，主要看胎儿大小、脐带血流和羊水状况，同时也检查胎儿全身。由于此时胎儿已经很大了，所以看得不如大排畸那么详细。

第五次，足月时的超声。一般孕36—37周做，主要是看胎儿发育的大小、脐带血流和羊水状况。对大多数孕妈妈来说，这也是最后一次超声检查。

那么，不同名称的超声有何不同？首先，现在绝大多数超声，包括大排畸超声，都是二维超声，也叫"黑白超"。其次，超声检查胎儿血流状况时，可以显示红色和蓝色的血流信号，所以叫彩超。目前孕期超声检查用的都是彩超。再次，三维超声就是用彩超针对胎儿的某一个局部看更长的时间，搜集更多数据，然后为这个局部重建一个立体图像。最后，市面上所谓的四维超声只不过是录了一段胎儿视频，并不增加诊断率，与医学上所说的动态、三维立体空间重建，用于胎儿的某个脏器的四维超声是两回事。而且市面上这种四维超声有可能会导致局部过热，进而造成胎儿损伤。

最后总结一下，超声准不准，不是取决于"几维"，而是取决于超声医生的水平、超声机器的分辨率以及胎儿的配合程度。

17 怀孕摔了一跤会压到孩子吗?

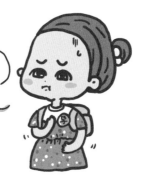

奎叔啊啊啊!
我遛弯儿时摔了一跤!
现在怀孕两个多月了,好担心……

肚子坠痛吗?
有阴道出血吗?
是什么姿势摔倒的?

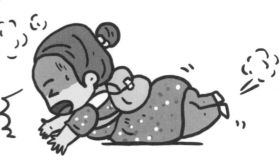

没出血,小肚子有点不舒服。
脸冲下,两只手支在地上。
不会压到孩子吧?
不会影响孩子发育吧?

正常人摔了，肚子和腰也会疼啊！
现在你的子宫还在盆腔里，
压也是压到肠子上了。

反倒是你这么焦虑对孩子很不好。
淡定一点儿啊！淡定！

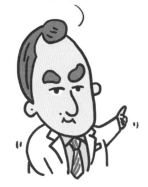

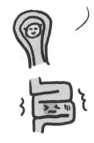

孕妇摔跤
会造成胎儿
脑震荡吗？

那如果周数大了呢？
摔跤会不会压到孩子的胳膊、腿，
有个脑震荡啥的？

你想什么呢？
周数大了，肚子上能摸到子宫时，
子宫里的孩子周围都是羊水，
羊水会把冲击的力量分散掉，
从而起到保护孩子的作用。

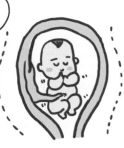

真正需要担心的是，
如果撞到肚子上，
可能会出现宫缩早产，
或直接对胎盘有影响。

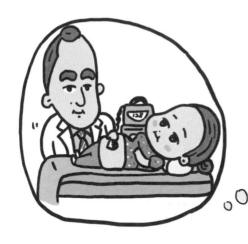

这时，要先到医院听胎心，
必要时做个超声。
如果宫缩不明显，
检查又都很正常，就没事。
你是不是不上班，
天天在家待着啊？

是呀。
每天就是遛遛弯儿、上上网。

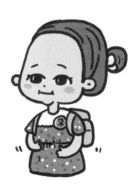

哼，那你还是上班去吧，今天假条不给开了啊！
在家就容易瞎琢磨！

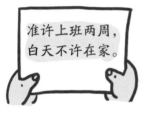

准许上班两周，
白天不许在家。

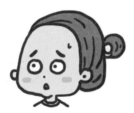

好的……奎叔……

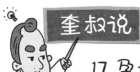

17 孕妈妈摔跤后的正确应对方法

话说孕妈妈都是宝，一旦宣布怀孕了，许多自己本身能做的事情都被别人包办了，无论是在家里，还是在工作单位。更甭提说摔了一跤，那得引起多大的恐慌呀！实际上，孕妈妈还挺容易摔跤的，一点也不少见，但没有那么可怕。下面根据不同时期孕妈妈的身体特点来讲一下孕期摔跤应当如何处理。

孕早期。此时期子宫还在骨盆里，周围是骨盆构成的坚固工事，所以肚子上基本摸不到子宫。这时孕妈妈如果摔跤了或被人碰倒了，基本不会对子宫或胎儿造成直接损害，主要是孕妈妈会被吓一跳。如果没有阴道出血或下腹坠痛的话，可以在家休息观察一下，有不适再去医院。

孕中晚期。此时期子宫已经长到腹腔，在肚子上越来越明显，可以摸到子宫的形状，甚至可以摸到胎儿的身体，感觉到胎儿的运动。这时孕妈妈如果做剧烈运动，或去人多、空气不流通的地方，容易出现昏厥，进而摔倒。摔倒后，孕妈妈一般会保护性地双手支地，所以对肚子的直接撞击力量很小。而且胎儿生活在羊水中，冲击力会被分散到各处，不容易集中到胎儿身上，所以很难对胎儿产生损害。但是，如果冲击力比较大，可能造成宫内压力升高，导致破水。如果撞击的位置特殊，可能造成胎盘早剥。这两种情况一般都会有明显的症状，如阴道有大量流水样液体，或者出现明显的宫缩并伴有腹痛。这时，应该及早到医院看急诊，做进一步检查。如果出现胎膜早破或频繁宫缩，需要住院观察或治疗。

所以，孕妈妈摔倒了以后，应该先平复自己的心情，尽量放松，而不是情绪激动，这样才是对孕妈妈和胎儿最好的。因为焦虑的心情本身也会造成许多不适的身体症状。如果实在不放心，可以到医院请医生做一下检查。

记住，你要做妈妈了，你是无所不能的妈妈！要淡定，淡定！

18 胎儿真的会"打嗝"？
胎动总是数不明白……

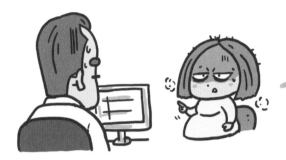

奎叔！我终于感觉到胎动了！还真是小鱼游动的感觉！

可我按照网上的办法数胎动，孩子晚上动得厉害，白天不爱动，甚至有时候一天都没动几次……

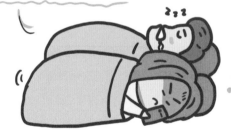

吓得我都睡不着觉了！这啥情况啊？

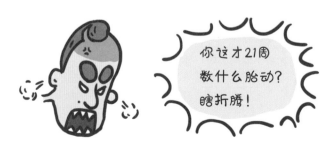

你这才21周数什么胎动？瞎折腾！

现在只要孩子每天都有胎动，就是正常的，多多少少都可以。

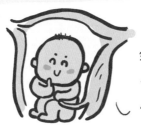

难道你要让他从早动到晚吗？
让你从早到晚一直跑步，你跑得动吗？

群里都说如果胎动少了就是缺氧，孩子就不好了！

说得直白点儿，现在孩子真的在肚子里不好了，有办法治疗吗？没有！
现在把孩子取出来能活吗？不能！
一般是从28周左右开始数胎动。
因为在此之前，胎动无规律。
开始数胎动后，如果胎动不正常，
要马上到医院来看急诊，必要时要住院治疗。

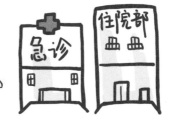

9~10点	3次
14~15点	5次
20~21点	8次
合计	16次

啥样算有规律呀？网上都说数胎动是数数，每天数3次，每次1个小时，3次之和再乘以4？

这种数胎动的方法不靠谱，
如果孩子叽里咕噜连续动了1分钟，算几次？
就算专家来数也数不明白。
如果孩子一跳一跳很有节律在动，算胎动多吗？
另外，别每天打听别人家孩子怎么动。
找出你娃的规律，跟自己比就好了。

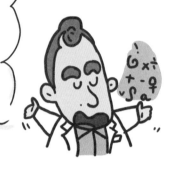

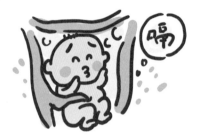

那好多人说的孩子打嗝，
算是胎动吗？

目前并没有相关的研究来证实这个说法。
你可以看看孩子跳的频率是不是
和你自己脉搏的跳动是一致的。

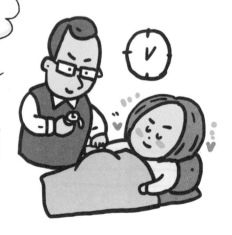

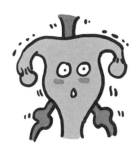

有时候是因为子宫压在大血管上，大血管会搏动，所以这个搏动就通过子宫传到前面来了。

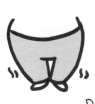

还有的时候是子宫肌肉自发的规律收缩，就像我们平时也会感觉大腿或小腿不由自主地有规律地收缩几下。所以这种一跳一跳的感觉不算是孩子在动。

那我家娃动的位置特固定，总在我下腹部上次剖宫产的刀口上方动，这正常吗？

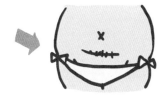

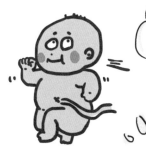

正常呀。胎动最常见的是胳膊、腿在动。有时候屁股和脑袋拱一下、顶一下，也有可能鼓出一个鼓包来。如果孩子在子宫里的位置比较固定，那么胎动的位置也会比较固定，不需要太担心。

18 孕期科学地数胎动很重要

这一篇就要和大家好好聊聊整个孕期最重要的事情——如何数胎动！

在妇产科学教科书上常常会写道，孕28—30周开始自数胎动，每天3次，每次1小时，平均每小时3—4次以上算作正常。现在又出现了专门数胎动的手机APP，闲着无聊的孕妈妈每天都会在上面认真记录自己的胎动。还有的孕妈妈买了远程胎心监护仪，只是为了每天用它来数胎动，很是浪费。

上述的一切，其实并没有科学依据。因为按照这些方法数胎动既不实用，也不准确，对于准确、及时地判断胎儿在宫内的状况并无帮助。打个比方，如果之前胎儿每小时动10次，今天却每小时动5次，算正常吗？似乎正常，但是实际上不正常，因为胎动减少了一半！

那么，医生是怎么建议数胎动的呢？

1. 天天都要有胎动。一般来说，初产妇孕16—20周开始出现胎动，经产妇则可能孕12周就会感受到胎动。胎动一旦被感觉到，则每天都应该有，多少不限，但是不应该突然一整天没胎动。

2. 胎动要有规律性。刚开始感觉到胎动时，胎动一般是没规律的。时多时少，每天也不一样。此时要做的是，每天睡前在安静的状态下感觉胎动，并回想这一天中胎动的情况。慢慢地，胎动会变得越来越规律。具体说，就是胎儿每天有固定的时间特别活跃，一到时间，就动得十分剧烈，上蹿下跳，翻江倒海，每天如此。胎动开始的时间、持续的时间、胎动的强度基本都是固定的。抓住这个规律，就说明胎儿在宫内比较安全。有的孕妈妈说，我家孩子从早到晚都动，没规律。其实这就是你家孩子的规律性，那就是一直活跃，一旦某一时不活跃了，就要考虑胎儿有问题了。胎动的规律一般最晚孕28—30周出现，大多数孕妈妈都可以体会到。

3. 一些特殊状况不算胎动，比如传说中的"打嗝"，就是肚子上可以很清楚地感觉到胎儿很有规律地一下一下地搏动。此种情况不属于胎动，不用记录，与胎儿在宫内的状态无关。

4.下面这种数胎动的方法可以借鉴。每天找一个胎儿比较活跃的时间，从第一次胎动开始计时，一直计时到第 10 次。如果 10 次胎动时长在两小时以内，算作正常。同时，应精确记录每段达到 10 次的时长。如果超过两小时，或者与之前的时间相比明显延长，都考虑为异常现象，需要到医院就诊。这种方法的要点为：在胎动多的时候数胎动，且时间段是固定的，两小时内胎动应大于 10 次，两小时内小于 10 次或胎动明显减少均视为异常。

综上所述，数胎动很重要，是每天的必修课。即使羊水少了、脐带绕颈了、胎盘三度钙化了……只要胎动规律如初，就不用过分担心。因为，胎动是孕妈妈独有的也是最准确、最重要的一种自我监测胎儿状态的方法。

19 早晨特意没吃饭，等着验尿，结果里还是有好多加号……

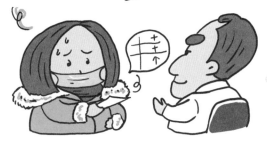

奎叔，我验完尿发现好多加号呀，好恐怖，我肾有毛病了吗？

你这……尿咋留的？

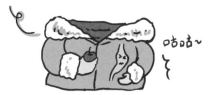

空腹呀！上午没吃饭，饿死了，等着下午来留尿……

咕咕~

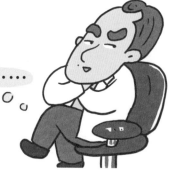

呵，没啥尿，愣挤出来了四五滴……

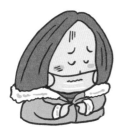

呃，是的……

真服了！留错了！
我重新教你一遍！
以后只要不是肾内科特意叮嘱你什么，
就照我说的方法留！

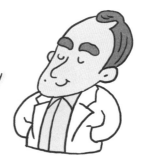

 要吃完饭之后留尿，有尿再留，没尿别生挤！

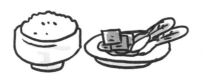 留的时候先把白带擦干净。

 擦完白带再尿出去一点，留中段尿。

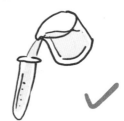 把尿倒进瓶里去！

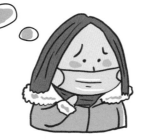
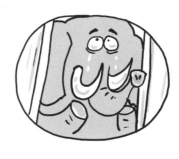
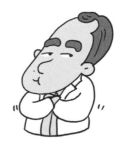
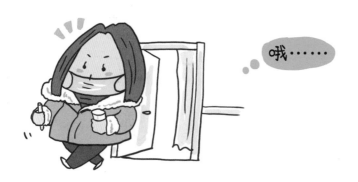

奎叔说

19 尿常规结果的解读

产前检查时，尿常规是每次的必检项目。有的医院是直接做尿常规化验，有的医院是先筛一下尿蛋白，如果呈阳性，再做尿常规化验。许多孕妈妈尿常规结果中有许多加号或箭头，于是就无比紧张，似乎是摊上了什么大事。

那么，应该怎么解读尿常规结果呢？

首先，如果尿中同时有大量的上皮细胞、白细胞、红细胞、尿蛋白等，先考虑尿液被污染了，也就是说留的不是中段尿。许多孕妈妈被不知来源于哪里的观念所误导，认为尿液检查要留"晨尿"。于是乎，早上起床，未进食水，饿着肚子就来医院了，生挤出来一点儿尿，把白带什么的都掺进去了，留的不是中段尿，还被污染了。

其次，如果留的是中段尿，还有箭头怎么办？具体情况具体分析。常见的有：

1. 尿糖阳性。与糖尿病无关。怀孕后肾血流量增加，导致来不及把尿中的糖分全部回收吸入血液，所以只要吃一点东西，尿糖就有可能呈阳性，这是正常现象。

2. 尿酮体阳性。饿肚子的时候容易出现，进食后消失。如果孕妈妈有糖尿病的话，这种情况要小心。为了控制体重和血糖，故意少吃或不吃主食造成的低血糖，吃多了或应该使用降糖药而没用造成的高血糖，都可能造成尿酮体阳性，需要根据自己的情况及时调整，或求助专业的医生进行治疗。

3. 尿蛋白阳性。属于异常现象，应该留 24 小时尿蛋白定量，同时监测血压状况。血压正常时，若尿蛋白定量大于 0.2 克，可能是妊娠期蛋白尿；血压升高（≥140/90mmHg）时，若尿蛋白定量大于 0.3 克，为子痫前期，需要积极治疗。

4. 尿里面白细胞及细菌菌落增加。可能为无症状菌尿，与早产或流产相关，应做尿培养，必要时应积极用敏感抗生素治疗。

最后再次提醒大家，做尿常规化验时一定是有尿的时候留中段尿，在留尿方法正确的前提下结果依然异常，要尽快找医生看结果，必要时进行积极治疗。

20 胎儿会发生ABO溶血吗?

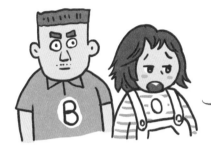

奎叔, 我的血型是O型, 老公是B型, 听说孩子有溶血的风险, 是这样吗?

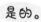

是的。

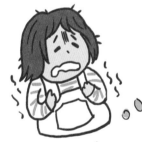

那该怎么办哪?
怀孕期间需要做些什么?
我什么都没准备呀!

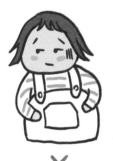

我说的孩子有溶血的风险
是指分娩后的新生儿,
宫内的胎儿发生ABO溶血的很罕见。

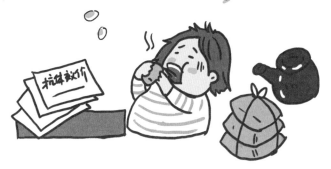

需要定期查抗体效价吗？网上说要每个月查1次。
如果指标偏高还得吃药，孩子很危险……

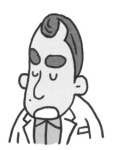

这都是几十年前的观点了，
现在不需要做这些检查。
除非以前有过确诊的宫内溶血历史，
否则这样检查是没意义的。

一般ABO溶血都发生在分娩后。所以它现在属于儿科疾病，而不是产科疾病。
孩子出生后24小时内就出现黄疸的，需要转到儿科去做治疗。

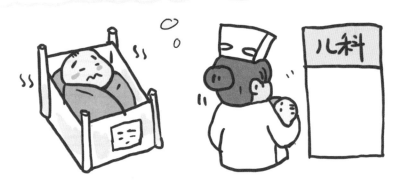

儿科

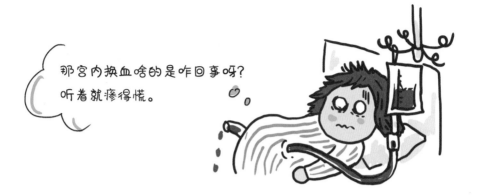

那宫内换血啥的是咋回事呀？
听着就瘆得慌。

那一般是指Rh溶血，
就是俗称的 "熊猫血"。
Rh阴性血的孕妈妈孕期要进行定期检查，
必要时还需要宫内换血。

Rh (-)

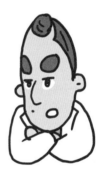

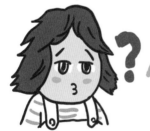

呀，那我不是熊猫血吧？

你的检查结果显示你不是。
正常产检就好啦。

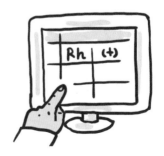

Rh (+)

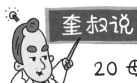

20 母儿血型不合的诊断和治疗

随着医学研究的不断深入，许多以前认为可能很严重的疾病，现在都变成了普通问题，胎儿 ABO 溶血就是其中之一。

血型分类系统有许多种，最常见的是 ABO 血型系统。在这个系统中，人的血型分为 A、B、AB、O 四种类型。还有一种常用的血型分类系统就是 Rh 血型系统。在这个系统中，常用的是 Rh 阳性和 Rh 阴性，Rh 阴性就是我们常说的"熊猫血"。

在以前的妇产科教科书中，专门有一章节介绍胎儿 ABO 溶血问题，即孕妈妈是 O 型血，准爸爸是 A、B 或 AB 型血，胎儿在宫内可能发生溶血，进而出现生命危险。但是现在的临床观察及研究认为，此种溶血很少在孕期发生，主要发生在分娩后——新生儿的早期。如果出现溶血，则大部分新生儿会在出生后24小时内出现黄疸，需要马上转到儿科治疗，包括照蓝光、输液，必要时还需要换血治疗。一般只要治疗及时，预后都很好。所以，现在这部分内容都放到儿科教材中介绍了。因此，对于孕妈妈为 O 型、准爸爸为非 O 型的情况，不需要在孕期反复检查抗体效价。即使抗体效价高了，如果没有其他异常，也不需要进行治疗，出生后严密观察即可。

另一种很重要的血型就是 Rh 血型，这在产科很重要。如果孕妈妈是 Rh（-），准爸爸是 Rh（+），孕妈妈要定期查抗体效价。如果结果为阴性，而且准备生二胎，可以定期打免疫球蛋白；如果结果为阳性，则要定期看效价增长的情况，同时联合超声对胎儿进行诊断。由于此种情况可能导致胎儿宫内溶血，进而贫血，所以必要时需要对胎儿进行宫内输血治疗。

最后总结一下：一般 ABO 血型不合，出生后需要严密观察新生儿；Rh 血型不合，要在孕期观察抗体效价，并定期进行超声检查。如果发现胎儿水肿、大脑中动脉血流速度过快，则考虑宫内溶血性贫血，需在有条件的医院行宫内输血治疗。而无论是哪种情况，在孕期都无药可治，切记不要被忽悠。

21 都说怀孕了要多吃水果？

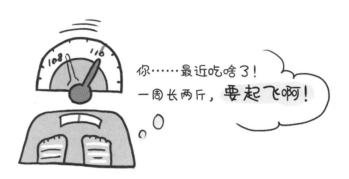

你……最近吃啥了！
一周长两斤，要起飞啊！

我都不敢吃主食，只吃水果。
我最爱吃西瓜，嘿嘿，一天吃两个！

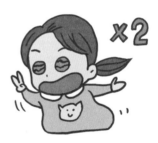

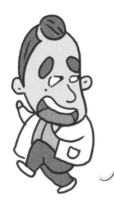

我去！！！
一天吃两个！！！
还能再不靠谱点儿吗？
水果里含有大量的糖！
你不胖谁胖啊？

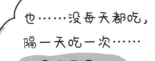也……没每天都吃，
隔一天吃一次……
还是小西瓜……

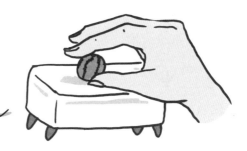

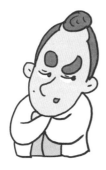

两天吃一次，
一次吃两个，
那不就是一天一个吗！

$$\frac{2天2\,🍉}{2} = 1天1\,🍉$$

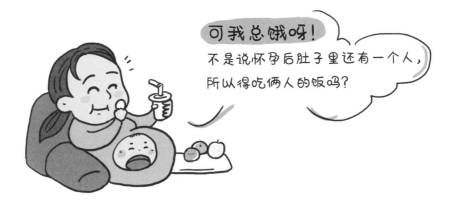

可我总饿呀！
不是说怀孕后肚子里还有一个人，
所以得吃俩人的饭吗？

吃水果，很快又饿，再吃。

↓

大量的糖不能被身体利用，变成脂肪，人变胖。

↓

腿肿、血糖高、血压高。

你怀孕前是不是妈妈没让你吃过饱饭啊？

怀孕前怎么吃，现在还怎么吃！你饿是因为你吃肉吃得不够，不禁饿！恶性循环！

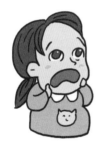

这么可怕呀……可我怀孕后就不想吃肉，只想吃菜和水果。

不想吃不行！孩子生长需要优质蛋白，得吃主食、青菜、肉。

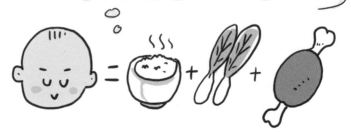

你看牛、羊，都是每天不停地在吃，为什么？
那是因为它们吃草，不禁饿。
你啥时候看见老虎、狮子不停地吃东西了？
那是因为它们都吃肉，吃一次可以扛好几天。

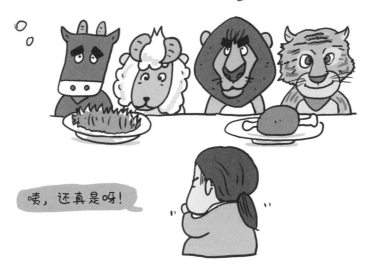

唉，还真是呀！

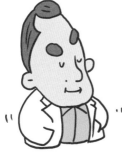

姑娘，既然你都胖成这样了，
踏实上班去吧，假条不给开！

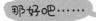
那好吧……

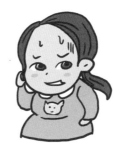

21 孕期要合理饮食

实际上，孕期饮食的原则就是"均衡、适量"，鸡、鱼、肉、蛋、奶，蔬菜、主食都要吃一些。孕妈妈每顿饭吃一个人的饭量即可，不用故意多吃、多补。

那么，吃到何种程度算是比较合理呢？

首先，要看体重。吃多了必然长得快，吃少了必然长得慢。体重失控会导致孕期并发症的发生率明显升高。

其次，营养均衡。什么都吃一点，不要挑食。有的孕妈妈怀了孕之后就改吃素了，所有的肉都不沾，或者口味变了，总想吃甜食。还有的孕妈妈听说多吃水果孩子长得水灵，所以每天吃很多水果，结果体重迅速增长。为什么会这样呢？因为人的饥饿感取决于胃里食物的排空速度。混合性食物排空慢，素食排空最快。水果含糖量高，吃完立刻就不饿了，血糖水平迅速升高，身体又不能迅速把糖消耗掉，于是大量的糖变成脂肪存下来。此时血糖水平已经降下来了，胃里也排空了，于是就又饿了，然后再吃水果，就形成了恶性循环。在这个过程中，高血糖造成羊水中的血糖水平升高，相当于胎儿"泡在糖水里"。长此以往，胎儿就变得很大，超声时看胎儿的腹围（AC）就知道了。胎儿生长需要的蛋白质必须靠吃肉获取。孕妈妈预防贫血也需要吃肉，否则即使补了铁，血色素也涨不上去。吃几口肉总比吃药好吧？所以，每顿饭都要吃一些蛋白类的食物。

最后，关于营养饮食的几个注意事项：

第一，吃一些叶酸和含铁丰富的食物。"凡是红色的食物都补铁"这种说法是不靠谱的，红糖、红枣、枸杞等食物含铁量并不高，红色的瘦肉和鱼虾才是含铁比较丰富的。

第二，吃复合维生素，可以弥补偏食可能造成的营养不均衡。

第三，水果、坚果等是锦上添花的食物，不是非吃不可。建议在体重增长速度正常的基础上少食多餐，每次吃几颗坚果或一块水果，每天可以吃 2—3 次。但是切记，不能捧着盆吃水果！如果体重增长迅速，这些食物也就不适合再吃了。

第四，孕期每天要喝500毫升左右的牛奶或奶制品。这里需要强调的是，奶制品不是补充蛋白质的，而是补钙用的。偏胖的孕妈妈或者体重长得太多的孕妈妈应该喝脱脂奶，减少脂肪摄入。

第五，孕期不要喝汤。汤里并没有什么营养，除了水就是油和调料，营养都在肉里，这里指瘦肉，而非肥肉。

总而言之，在体重正常增长的基础上，均衡地饮食，吃正常的自然的食物就好了。孕妈妈不要被别人忽悠而去买一些无任何好处的保健品。

22 孕早期吐得厉害，瘦了，所以后期要把体重补回来？

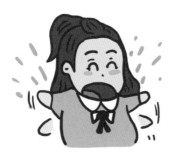

奎叔，我又来看您啦！

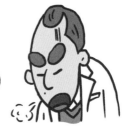

心情挺好哇！不过你体重可长多了！
你看看，这个月你长了7斤！

我孕早期吐得厉害，体重掉了不少，
现在刚刚不吐了，难道不应该补回来一些吗？

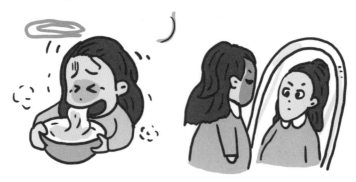

这个观点不对。
粗略算一下吧，你身高1米6，
所以用公式估算的标准体重是55公斤。
你怀孕前是54公斤，很标准。
一般孕20周之前体重增长不超过5公斤。

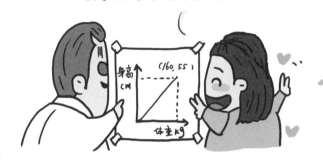

那我这不是很好嘛，
达到要求了！

总量是还行，但不能忘了控制增长速度。更不能前期掉体重，后期使劲补。
即使是很瘦的人，也不是随便长体重的。一般每周体重增长不超过1斤。
对于你来说，每周体重增长在7两左右就好。
如果是超重的孕妈妈，每周不要超过5两。

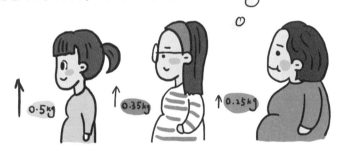

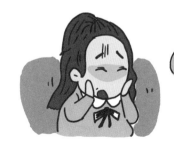

那我这体重增长速度是有点儿快……
不过，体重长少了不会缺营养吧?

控制体重不是简单地
不吃饭或者剧烈运动。

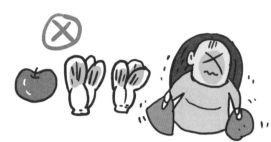

是要让体重缓慢增长，均衡饮食，把一些零食停掉。
这样就不会缺营养。

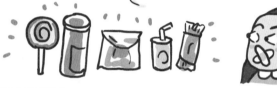

控制体重太难了。
往往来医院看您的时候，才发现体重长多了。

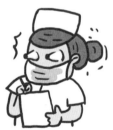

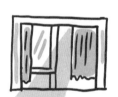

你家里有体重秤吧？每天早上起床就去称体重。
如果长多了，就反思一下是什么原因。
这样自己调整一下就好了。

好的，我回去努力一下，
下次产检时看效果！

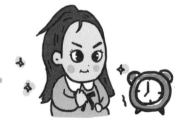

量体重

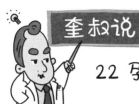

22 孕期应该科学地控制体重

合理的体重增长可以使怀孕、分娩更顺利。但体重增长过快，孕妈妈可能会患上糖尿病、高血压，胎儿会变成巨大儿，使本来很自然的怀孕分娩过程变得极其复杂，风险重重；体重不长或长得太慢，可能造成孕妈妈营养不足，以致胎儿偏小。

对于孕妈妈来说，体重增长的标准是按照怀孕之前的体重来制定。一个简单的评估方法为：身高（cm）减去 105 就是孕前的标准体重（kg）。如果孕前体重是标准的，整个孕期可以长 12.5kg 左右。具体说来，孕 20 周之前体重增长不超过 5kg，之后基本上每个星期长 0.35kg。如果孕前体重偏胖，每周体重增长在 0.25kg 左右；如果孕前体重偏瘦，可以放松一点，每周增长 0.5kg 以内。建议孕妈妈每天早上起床后空腹称体重并记录下来，进而进行自我调整，以免间隔一段时间去产检时才发现自己超重，再去纠正就难了。

那么在营养均衡的基础上，体重还是增长很快怎么办？

1. 改变主食种类，从精米、精面变为杂粮，如窝头、发糕、玉米、地瓜、全麦面包等，或者米饭里加上糙米、薏米、荞麦、豆类变成杂粮饭。要注意，即使吃粗粮，饭量也还是要和吃精米、精面一样，不能增加。

2. 不喝汤。

3. 不吃油腻的食物，包括包子、饺子、馄饨，油炸的、红烧的、糖醋的食物，以及猪排、牛排、羊肉，等等。

孕期适当运动也很重要，原则是量力而行、适度、规律。孕期最适合也是最安全的 运动是平地散步。可以游泳，但是不会游泳的人怀孕后不建议新学。可以在专业人士的指导下做低强度的有氧操，但不能自己跟着视频做。

最后强调一下，孕期体重的增长不光涉及美观，更涉及孕期可能出现严重的并发症的问题，要格外重视。虽然体重总量很重要，但是更要关注体重增长速度！这比体重增长总量还重要！

23 孕期腿抽筋要补钙吗?
补钙会导致胎盘老化?

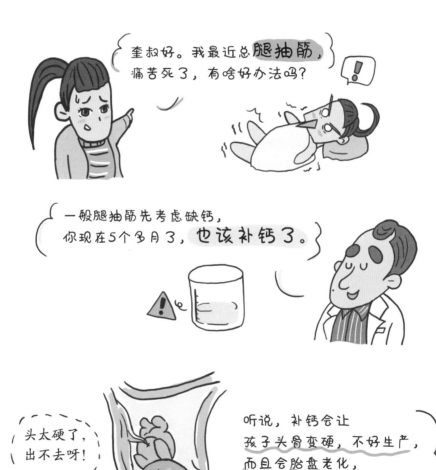

奎叔好。我最近总腿抽筋,痛苦死了,有啥好办法吗?

一般腿抽筋先考虑缺钙,你现在5个多月了,也该补钙了。

头太硬了,出不去呀!

听说,补钙会让孩子头骨变硬,不好生产,而且会胎盘老化,造成孩子缺氧啊?

哎！随着孩子长大，你每天钙的需求量会很大，如果不补钙的话，可能影响孩子骨骼的正常发育。正常量的补钙是没问题的！

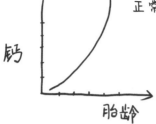

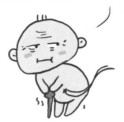

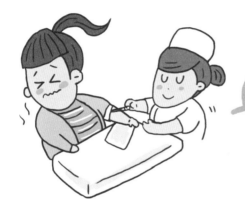

那是不是要抽血查一下钙的水平呢？

所谓的血微量元素检查结果是不准确的，不能真实反映体内是否缺钙。

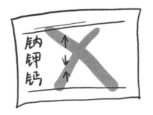

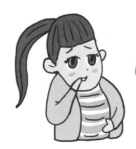

那除了补钙还需要注意什么来防止腿抽筋吗？

现在早晚比较凉，要注意腿脚的保暖。

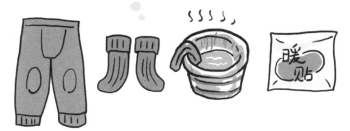

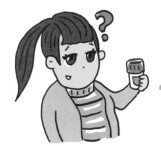

哦，那这钙片
得吃到什么时候呀？

我一般建议吃到断奶。
因为对于纯母乳喂养的孩子来说，
钙主要来源于母乳，
你缺钙的话孩子也会缺钙。

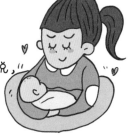

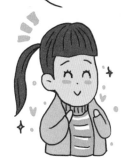

很有道理呀！谢谢奎叔啦！

23 孕期要好好补钙

在谣言满天飞的今天，补钙这件正事也频繁受到质疑，真是奇怪呀！那么，怀孕后该怎么补钙呢？

首先，中国人普遍缺钙。按照中国营养学会的推荐，没怀孕时，每人每日需要摄入约800毫克的钙，相当于每天喝500毫升牛奶所摄入的钙量，再加上其他食物中的钙。试问，有几个人能达到这个标准呢？传统观念认为喝骨头汤可以补钙，事实上汤里的钙含量很低，根本起不到补钙的作用。孕20周之前，每日需要摄入800毫克钙。孕20周之后，由于胎儿骨骼发育迅速，孕妈妈的需钙量明显增加，每日需要摄入约1200毫克钙，相当于500毫升牛奶或奶制品，如奶酪、原味酸奶、脱脂奶、舒化奶等，再加上口服钙剂500—600毫克。中国人的大部分饮食中含钙量都很低，所以需要额外补钙。许多孕妈妈热衷于海淘补钙产品，其实钙剂的功能都一样，只是口味有区别而已。

其次，怎么补钙才能达到最好的吸收效果？补钙时，钙磷比例要适中，否则即使食物中有大量的钙也不好吸收。什么食物中钙磷比例合适呢？动物性的食物，包含奶类。我们平常吃的豆腐、豆浆、豆腐脑等都是植物性的食物，其钙磷比例不是最佳比例，虽然钙含量高，却不容易吸收。还有市面上看起来很美的所谓的高钙食品，即使如广告说的那样钙含量高，也同样会造成钙磷比例失衡，不利于吸收。

最后，哺乳期要继续补钙，补钙量与补钙方法与孕20周之后是一致的。否则，在纯母乳喂养条件下容易导致新生儿缺钙。而那些所谓的月子病、腰酸背痛、掉牙等都和缺钙脱不了干系。

另外，目前为止，并没有发现正常补钙剂量会造成胎儿头部发育异常或影响分娩的情况。新生儿颅骨的骨缝在分娩时并没有闭合，分娩过程中可以变形、重叠，从而使胎儿顺利娩出，分娩结束后几天内，头骨会恢复正常。

所以，钙还是要补的，只是要科学地补钙。

24 多吃菠菜能补血？
做饭用铁锅能补铁？

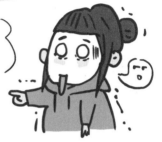

奎叔，我好像贫血了，您看看……
严不严重啊？怪不得最近总头晕呢。

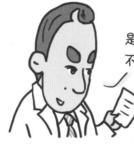

是贫血了，但是只是轻度，
不是很严重，和你头晕没关系哈！

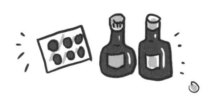

那可怎么办呀？
听说一些补铁产品很管用，
我是不是也得淘一点呀？

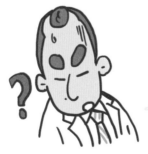

那是保健品，效果不确定呀。
你现在每天吃肉吗？

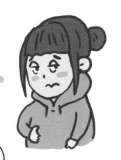

吃不了几口……

你这种做法是不对的。
要想补血，一要补铁，二要吃优质蛋白。
啥东西含铁和蛋白多呢？红色的瘦肉和鱼虾。
必须吃，否则谁也帮不了你。

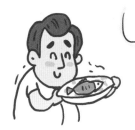

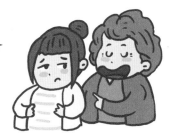

必须吃！

听说吃红枣、枸杞、阿胶补血，吃菠菜啥的补铁还长力气，
而且炒菜要用铁锅？

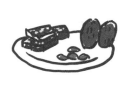

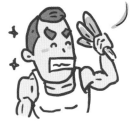

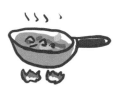

当然不管用啦！
这些东西里面的铁含量很低，
植物中的铁又不好吸收。
估计你小时候《大力水手》看多了……
按你的说法，还用铁锅炒菜干啥？
直接把锅吃了岂不是更管用……

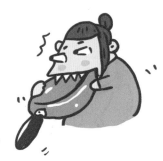

呃，呃，呃……那我听您的。
补优质蛋白，多久会见效啊？

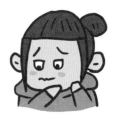

一般间隔两周以上复查血常规看效果。
如果食补效果不好，
就得吃正经的补铁药物。
即使血色素恢复正常，
也还要补3个月。

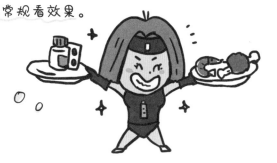

每天都要吃肉，每周吃1次肝，这样总比吃药好吧？

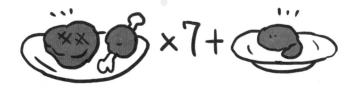

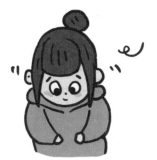

美式炸鸡

好，我这就回家吃肉肉去！

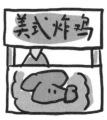

24 孕期要科学补铁

一说到补铁，大部分人会想到《大力水手》。其实，你们都被忽悠了！研究证明，菠菜里含铁很少，靠菠菜补铁不靠谱。更有甚者说用铁锅炒菜可以增加铁的摄入，难道把锅吃了吗？！还有费力海淘补铁保健品的孕妈妈，你买之前仔细看成分表了吗？你确定买的不是糖水？

什么时候要补铁？首先，孕妈妈和胎儿都需要铁，有了铁才能合成血色素，才能不贫血。根据我国《关于妊娠期铁缺乏和缺铁性贫血诊治指南》的要求，缺铁有两种情况：一种是血色素（Hb）正常，机体铁储备不足，接下来血色素下降，就出现了临床上的贫血。想准确评估是否缺铁，是否需要补铁，应该抽血检查血清铁蛋白浓度。如果血清铁蛋白浓度小于20ug/L，说明已经缺铁了，就该补！另一种是，如果血常规已经提示贫血了，即 Hb 小于 110ug/L（不同医院的正常值稍有不同），则大多为缺铁导致的贫血，少数为地中海贫血的孕妈妈并不缺铁。

明确了何种情况为缺铁，下一步就是怎么补了。贫血的孕妈妈首先要补铁和优质蛋白。含铁多的食物包括红肉、鱼虾、鸭血、肝脏等。优质蛋白包括鸡蛋、瘦肉、鱼虾等。这里要提醒的是，牛奶是用来补钙的，不是用来补蛋白质的。所以，如果想食补，就吃肉；如果想见效快，就吃铁剂，或者静脉输注铁剂。

多长时间能看出补铁效果呢？一般从补充铁剂开始，到从血常规反应出来血色素增长要10—14 天，所以最快要两周后复查血常规。

补铁要持续多久呢？通常，诊断为贫血的孕妈妈，要持续补充 3 个月，把体内铁的储备补足才能结束。

怎么补铁吸收最好呢？可以和维生素 C 一起吃，而且要空腹吃。要是空腹吃刺胃不舒服，那就饭后半小时再吃。

总之，为了胎儿健康，你要正常吃瘦肉、鱼、虾，一旦发现贫血要及时补充铁剂，不能盲目信偏方！

25 孕期患上了严重便秘，食疗没用，怎么办？

奎叔好！
我最近不再恶心呕吐了。
但是大便不是很好，
特费劲儿！

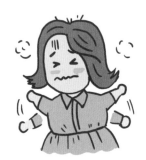

大便多久解一回呀？
解的时候是成形软便，
还是像球球一样的比较硬呀？

三四天解一回，
每次一开始是球球样的，
之后变成软便。
每次解大便就好像生一次孩子一样，
总感觉用力用得都发生宫缩了。

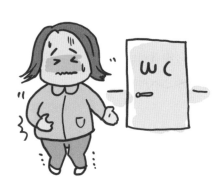

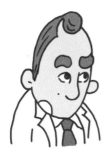

哟，那还挺严重啊。
你都试过什么办法了?

我呀，使劲吃青菜!
每天晚上喝蜂蜜水!
每天早上喝凉白开!
因为体重增长快，
我都不敢吃水果了。

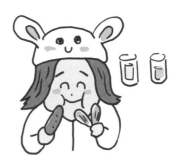

你已经很努力了! 再试试增加一些运动!
比如，每顿饭后散步半小时，
这不但促进胃肠运动，还有助于控制体重，
稳定血糖，同时适量饮水。

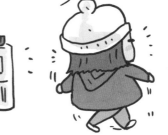

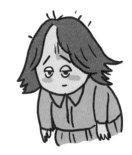

如果还不成可咋办呀？

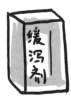

可以先用润滑剂把干干的大便排出来，然后口服缓泻剂让大便容易排出，尽量实现一到两天解一回。

哦，孕期还能吃泻药呢？那会不会便秘变成腹泻，引起早产或影响孩子呢？

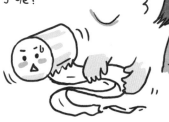

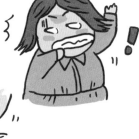

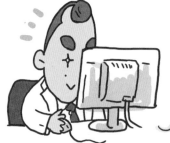

大夫选的药物都是对孩子无影响的，而且药力比较温柔，不会引起腹泻。放心啊！

行，那您给我开药吧，我回家用一下。

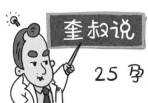

25 孕期便秘可防可治

怀孕期间，机体各脏器功能都会相应发生变化，所以孕妈妈会出现许多怀孕以前没有的症状。其中比较常见的是胃肠道功能异常，大部分人会发生便秘，少部分人会有腹泻，尤以便秘最让人困扰。本来孕期就容易犯痔疮，再加上便秘，那感觉真是……

为什么会便秘呢？因为孕期胃肠蠕动减慢，本身就容易便秘，再加上一些不良习惯，如不活动、不喝水等，排便就变得难上加难了。

对付便秘，孕妈妈首先要调整孕期饮食：

1. 多吃青菜，每日至少 1 斤，因为青菜里面的纤维素有助于缓解便秘。

2. 多饮水，每日除吃饭以外，要喝 1—2 升，最好小口、多次喝水。如果一饮而尽的话，可能就要马上去厕所了，那水就白喝了。

3. 主食适当从精米、精面转变成粗粮，也是为了增加纤维素。

4. 适当吃水果，如香蕉等，利于排便，但是水果中的糖分含量高，容易造成血糖升高、体重增加快，所以要适量。

其次，要增加运动。孕妈妈在每次吃东西后先休息半小时，再出门散步半小时，促进胃肠的蠕动，有利于排便。

再次，规范大便时间。尽量养成定时大便的习惯，有利于顺利解出大便。

当然还有其他方法，如喝蜂蜜水（糖高的孕妈妈不适用）、空腹喝凉白开，等等。

如果以上方法孕妈妈都试过了，还是不行，就要向医生求助了。通便的药物包括甘油、乳果糖、纤维素等，都是胃肠道基本不吸收的药物。对于大便极其干的孕妈妈，要先用开塞露润滑干燥的大便块以利于排出，之后用缓泻剂顺利解出剩余的大便。还有传闻用益生菌治疗便秘，这基本就是没效果的，如果有效的话，喝酸奶也会管用。

26 没有任何症状，但尿里有细菌，这是啥情况？必须吃抗生素吗？

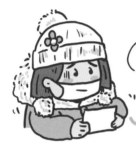

奎叔，我按照您说的方法留尿了，可是竟然尿糖是阳性的，是不是得了糖尿病啊？

你是刚吃过饭吗？

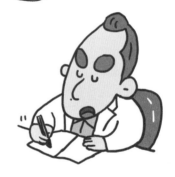

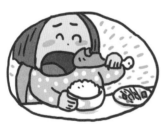

对呀。

这就对了。刚吃完饭，血糖水平迅速升高，而怀孕期间，肾糖域降低，所以就有一些血糖从肾里漏出来了，这时尿糖就是阳性的，与糖尿病无关。不用复查，也不用担心。

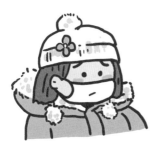

明白了，
那糖尿病是啥时候筛查呀?

一般在孕24周到26周
开始筛查妊娠期糖尿病。
你现在才孕16周。
但是，你今天的尿似乎还是有问题呀。

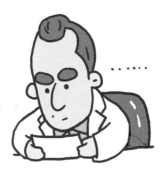

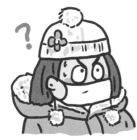

哦，对哈，
尿里咋这么多白细胞呢?

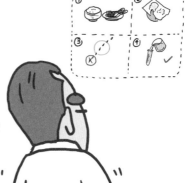

你是用标准的留尿方法留的中段尿，
但里面有白细胞，可疑有泌尿系统感染。
做一个中段尿培养看看吧。

我看书上说，泌尿系统感染会尿频、尿急、尿痛，可我什么症状都没有哇。

尿频 尿急 尿痛

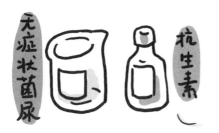

无症状菌尿 抗生素

你说的是典型症状，在孕期比较少见。
孕期我们担心的是无症状菌尿，
就是你什么症状也没有，但是尿里有细菌。
尿培养里面如果发现细菌的话，
有可能会给你吃一点抗生素。

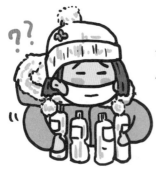

这么严重吗？不是没症状吗？
多喝点水是不是就行了？

不是的。喝水一直都很重要。
但是无症状菌尿可能造成早产和胎膜早破。
所以一旦诊断了，还是要吃抗生素的。

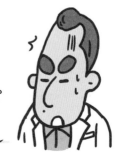

26 需要高度关注的尿常规异常项

之前向大家简单介绍了标准的中段尿如何留，以及尿常规结果的判读。接下来重点解读两项需要孕妈妈高度关注的尿常规异常项。

首先，说一下无症状菌尿。近些年，国内外的研究都发现无症状菌尿与胎膜早破、早产密切相关，所以大家越来越关注。所谓的无症状，就是说没有典型泌尿系感染的三联征"尿频、尿急、尿痛"，但是尿里有大量白细胞。这种情况，可疑为无症状菌尿，需要做中段尿细菌培养。如果菌落大于 $10^5/ml$，就考虑有问题了，要根据药敏的结果选择抗生素治疗，有时一个疗程还治不好，需要多个疗程治疗才行。口服抗生素的同时还要适当多饮水，保持尿量充沛，对泌尿道进行冲刷，起到治疗的作用。此时的饮水需要"牛饮"，就是一次喝一杯水，而平常每日补充水分 1—2 升则需要小口地喝。

然后，说一下尿蛋白阳性。一般孕期可造成尿蛋白阳性的疾病包括先兆子痫、妊娠期蛋白尿和肾脏疾病。无论哪种情况，都需要留 24 小时的尿做检查，看一整天肾脏能漏出多少蛋白。虽然先兆子痫一定伴有血压高，但还是有许多孕妈妈是先出现尿蛋白阳性，过一段时间后血压才升高的。所以，即使血压正常也要小心，每日监测血压变化，同时要严密监测尿蛋白漏出的状况，一旦发现伴有血压升高要及时到医院就诊治疗。即使不是先兆子痫，而是由于肾脏疾病导致的蛋白尿，也是提前分娩的指征，不能像正常的孕妈妈一样，到孕 41 周再进行人为干预。

另外，尿酮体阳性也需要孕妈妈重点关注，将在妊娠期糖尿病的篇目详细说明。

总之，尿常规检查结果看似简单，却可以从中发现许多疾病的线索，在学会基本判读方法的同时，还要知道哪些异常项需要高度重视。发现异常一定要及时找医生，寻求专业的解释，必要时做积极治疗。

27 糖耐时多走路能提高通过率？血糖高，打胰岛素会上瘾吗？

奎叔，我今天来喝糖水，真难喝呀，差点吐了。旁边的孕妈直接喷出去了，还得重约时间……

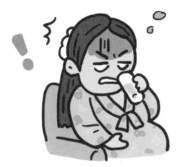

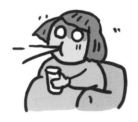

咕嘟 咕嘟

是挺难喝的，但是别一口闷呀，5分钟之内喝进去就好。

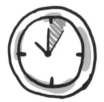

糖耐量检查通过攻略

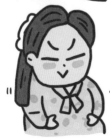

喝得是有点猛……太紧张，怕不合格，还在网上看了攻略。

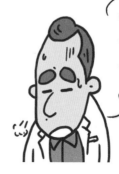

啊？喝完糖水后，你都干吗了？

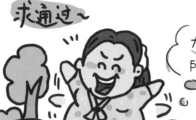

求通过~

大家都说如果想通过，得多走走，所以我就到公园里转了一圈。

那是作弊！
懂不？

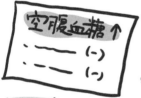

空腹血糖↑
- - - - (-)
- - - - (-)

啊……我错了！
您看我第一项有箭头，是不是还有问题呀？

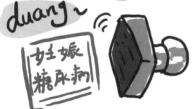

duang~

妊娠糖尿病

是的。空腹血糖高于标准值。可以诊断为妊娠期糖尿病了。

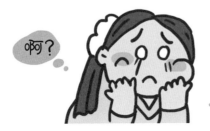

啊？

我这几天辛辛苦苦，不敢吃不敢喝的，还是诊断了？

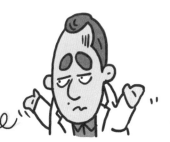

又作弊……
检查前三天要正常饮食。
昨天晚上怎么吃的饭呀？

昨天晚饭吃得有点少，到10点多饿了。
一想，这几天都控制了，不差这一顿，就和老公出去撸了串……

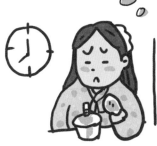

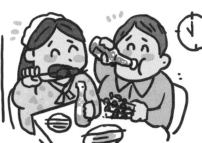

检查前一天晚上不能吃太多高脂肪、高糖的食物！
所以，今早上空腹血糖就高了。
这次检查不合格，下周再复查一下吧！

复查

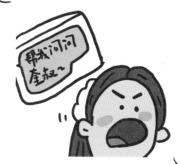

帮我问问
奎叔~

好吧。
对了，我有一个好姐妹，
刚诊断了妊娠期糖尿病，
结果尿酮体呈阳性，她是不是有问题呀？

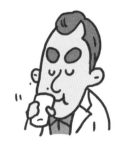

那还真可能有问题！
她血糖正常吗？

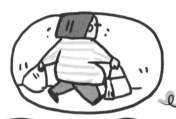

她控制可严格了，啥都不吃了，天天饿着。
为了锻炼身体，还爬楼梯呢。
她说血糖控制得可好了，都在正常范围。

这样很危险！虽说妊娠期糖尿病要控制饮食，
增加运动，但是要有标准的。
一味地走极端就会出现尿酮体阳性，
对孩子很不利。

她听说胰岛素会上瘾，用上就停不下来了，
所以就不想打。

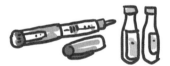

该用胰岛素时还是要用的。
胰岛素很安全，也不会上瘾。
让她赶快看妊娠期糖尿病的
专科医生，好好调整吧。

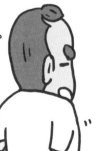

明白了！
我得赶紧告诉她，
太谢谢您了！

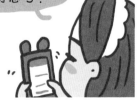

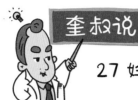

奎叔说

27 妊娠期糖尿病的诊断和治疗

妊娠期糖尿病，顾名思义，是怀孕前血糖正常，怀孕后，由于体内激素水平的变化造成体内糖代谢异常，表现为血糖升高、胎儿偏大、羊水过多等，但是不像孕前糖尿病一样有多饮、多食、多尿的症状。虽然大部分孕妈妈分娩后血糖会恢复正常，但是这些孕妈妈已经是糖尿病的高危人群，如果不注意饮食及运动，仍旧保持高脂肪、高糖饮食以及少运动的生活状态，便很容易在几年内发展成内科的糖尿病，到那时就只能靠调整饮食、服用药物维持了。下面就简单地说一下妊娠期糖尿病的是是非非。

第一，妊娠期糖尿病的诊断时机。根据我国《妊娠合并糖尿病诊治指南（2014）》（以下简称"指南"）推荐，应该在孕 24—28 周之间常规进行妊娠期糖尿病筛查，就是常说的"糖耐"检查，学名"口服葡萄糖耐量试验（OGTT）"。需要指出，即便此次筛查正常，之后发现胎儿巨大（胎儿出生体重大于 4000 克）或羊水过多，还可以重复做 OGTT，同样能够诊断。所以，少数孕妈妈是近足月或产后诊断的。有的医院在孕早期做空腹血糖筛查，套用 OGTT 的诊断标准去诊断是不对的。孕早期血糖水平高于 5.1mmol/L 的话，只能说建议孕妈妈健康均衡饮食，而不能诊断为妊娠期糖尿病。如果大于 6.1mmol/L，就得考虑是孕前糖尿病了。

第二，如何诊断妊娠期糖尿病？指南建议：正常饮食三天后，在筛查前空腹 8 小时，查空腹血糖，后将 75 克葡萄糖溶于 300 毫升水中，5 分钟内喝完。从开始喝糖水计时，在 1 小时、2 小时时分别抽一次血查血糖，三次血糖的标准为 5.1mmol/L、10.0mmol/L、8.5mmol/L，任意一项结果若大于或等于这个标准，即可诊断为妊娠期糖尿病。另外，抽血期间要静坐、禁烟。经常有孕妈妈要小聪明，检查前数日就故意少食、多运动。这样做如果侥幸通过了筛查，那么检查后直至分娩都保持检查前的饮食运动状态，否则还是会在以后的产检过程中发现问题。当然，最重要的是，这样做是自己骗自己。如果妊娠期血糖控制不好，造成胎儿巨大，孩子成年后患高血压、糖尿病、冠心病的风险明显增加，相当于毁了孩子的后半生！

第三，得了妊娠期糖尿病怎么办？目前的诊断标准会筛出许多孕妈妈，但绝大多数孕妈妈通过饮食和运动都可以很好地控制血糖，不需要药物治疗。许多孕妈妈会不理解，既然如此，为什么标准不定得高一些？实际上这是为了孕妈妈们的健康着想。孕期饮食运动的原则在生完孩子以后同样适用，相当于在孕期进行了健康教育，在分娩后也能保持一个健康的饮食及生活习惯，降低以后发生高血压、糖尿病等慢病的风险。

第四，得了妊娠期糖尿病后，饮食及运动应如何控制？应达到什么标准呢？

首先，看体重。每周体重增长肯定不能超过 500 克，具体控制方法见体重控制篇目。

其次，看超声指标，胎儿是否大于妊娠周数，是否羊水过多等。

再次，看血糖化血红蛋白值（HbA1c），应小于 5.5%。

最后，自我监测血糖。空腹血糖应在 5mmol/L 左右，餐后两小时（从吃第一口饭开始算）血糖应在 6mmol/L 左右。不要按照控制血糖的标准上限控制（空腹 5.3mmol/L，餐后 6.7mmol/L），那样毫无疑问血糖是高的。

除此之外，还要看尿酮体，尿酮体应为阴性，如果呈阳性，要么是血糖太低了，要么是血糖太高了，无论哪种情况对胎儿都没有好处。因此，如果控制饮食、增加运动之后，血糖仍然高，或者尿酮体仍然呈阳性，就说明应该用胰岛素治疗了。

第五，说说胰岛素。现在用的超短效胰岛素是生物工程制剂，无成瘾性，很安全。人体的胰岛素抵抗在孕 32—34 周时达到高峰，之后会下降，许多孕妈妈在此时会慢慢减少胰岛素用量，如果用量不大，产后可以直接停掉。

综上所述，糖尿病不可怕，孕妈妈要本着对自己和胎儿负责的态度去面对它。

健康的饮食和运动习惯是一辈子的事，切记，切记！

28 抹油能防止妊娠纹吗?

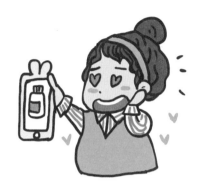

奎叔!您看这个油,说是可以防止长妊娠纹,我想买一瓶呢!

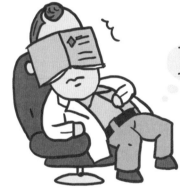

如果涂了管用,说明不涂也不会长妊娠纹……

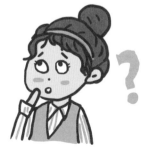

啊?我周围有好多人在用呢。没啥坏处吧?

可能会有！
如果油里含有可可油的成分，
大量涂在肚皮上，
孕妈妈可能会心慌，
严重的会影响胎儿的心跳。

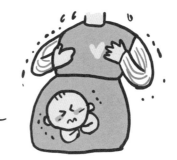

涂前　　涂后

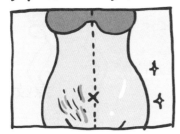

晕，广告还说能消除妊娠纹呢！

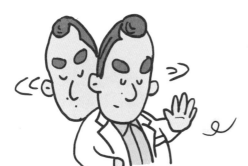

怎么可能呢？
妊娠纹相当于一种疤痕，
一旦形成基本不会消失，
更不可能涂个油油就管用！

有什么方法能预防妊娠纹吗?

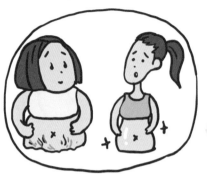

基本没有, 大部分是天生的。
胖的孕妈肚皮很松
也可能长妊娠纹,
瘦的孕妈肚皮撑得紧紧的
也可能不长妊娠纹。

哎, 我这肚皮长了妊娠纹
得多难看呀······

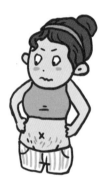

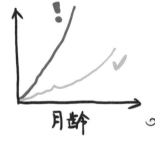

体重 / 月龄

你别焦虑呀, 控制好孕期体重,
不要增长太快了, 维持适量的运动,
肚子上的血管弹性就能好些。

好的! 谢谢您!

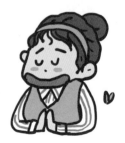

28 理性看待妊娠纹

怀孕期间，孕妈妈还是时刻不忘美丽，除了不太重视身材外，对自己的皮肤还是很挑剔的。其中一个很被重视的问题就是妊娠纹，涉及一辈子的美观。虽然现在的剖宫产都是美容横口，不影响穿比基尼了，但是如果长出妊娠纹来，那就真是一辈子了。

妊娠纹是一种发生在孕期的腹部皮肤膨胀纹，主要是由于随着怀孕的进展，胎儿越来越大，皮下的毛细血管被牵拉，血管破裂后有血液渗出。一开始肚皮上是暗红色的纹路，一段时间后便形成白色的瘢痕，即我们常说的妊娠纹了。

有孕妈妈去买了各种预防妊娠纹的油，但这类油似乎并不如宣传的那么有效。我们常见的一种所谓防止妊娠纹的油主要成分是可可油（coco butter），本来是瘦脸用的，结果被引进成了预防妊娠纹的宝贝。孕妈妈们都乐此不疲地往肚子上抹，其实作用有限，而且可能会造成孕妈妈心率加快，继而导致胎心率过快。

孕妈妈应当如何理性看待妊娠纹呢？唯一能做的，就是控制体重的增长速度。体重要缓慢上升，不要在短期内迅速增加，这样毛细血管弹性好，不容易断裂。

其他的，听医生的就好。

29 总有宫缩，是先兆早产吗?

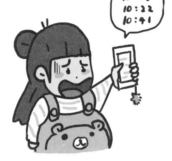

奎叔，我最近总肚子疼……
每20分钟疼一次，
可准时了。
您看，我认真记在
手机APP里了……

10:03
10:22
10:41

可是我看你现在宫颈管好长呢，
也不像先兆早产啊。

39.4mm

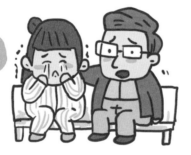

可我的确有宫缩呀。
我咋这么倒霉呀!

第一次怀孕时胎停育了。

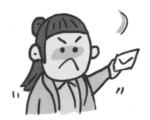

这次好不容易怀上了，直接辞职专职在家养胎。

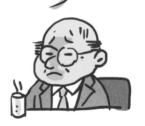

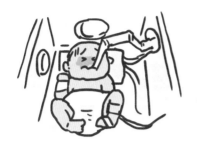

现在又要早产……
早产的孩子多可怜啊！

你今天来医院已经1个多小时了吧？
有几次宫缩呀？
跑来跑去做检查、缴费，
觉得宫缩更明显了吗？

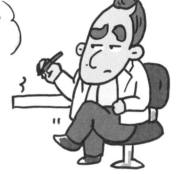

唉？呃？好像没感觉到呢……
忙起来感觉就不灵敏了……
得安静下来认真感觉……

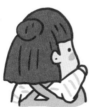

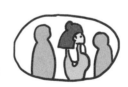

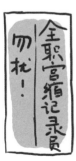

全职宫缩记录员
勿扰！

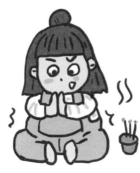

你呀，就是心理问题。
这种焦虑的心情很容易导致宫缩。
你这一天，专职记录宫缩……
"看！我20分钟来一次宫缩，
这都20分钟了，哎，
还真让我说准了，这又来一阵……"

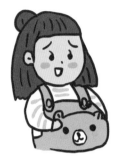

是呀是呀！

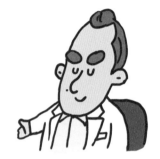

你这么虔诚地祈祷出宫缩，
老天爷都不好意思不让你出宫缩！
这都是你自己念叨出来的！

怀孕之后，偶尔有宫缩是正常的！
即使有宫缩，但是宫颈长度没变化，就说明是无效宫缩，就没关系，
宫缩过去后正常活动就行，收拾收拾屋子，看看书，和家人聊聊天……

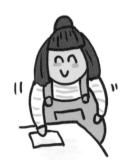
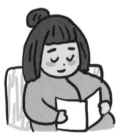
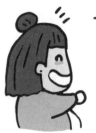
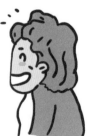

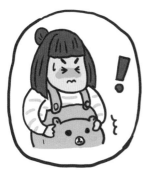

如果活动时出现了宫缩，整个肚子摸起来硬硬的，变成一个球，需要马上停止做所有的事，找地方坐一会儿或直接站一会儿，等宫缩过去了，再继续活动。

肚子多硬叫硬？
摸脑门，这叫硬！摸鼻子，这叫韧！摸脸蛋，这叫软！

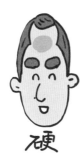
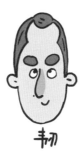
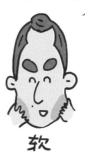

硬　　　韧　　　软

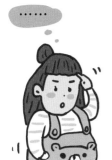

所以，预防早产最重要的方法是什么？
定期产检！
怀孕本身是一个很自然的过程，我们应该以一种很放松的心态来面对。

奎叔说

29 孕期偶尔出现宫缩是正常现象

很多孕妈妈都担心怀孕期间，尤其是足月前自己出现宫缩，怕会早产。实际上，从孕 16 周左右就有可能出现宫缩了。一般孕妈妈说的宫缩，基本都是生理性宫缩，即"假性宫缩"，这种宫缩是无痛性的、偶然出现的，最重要的是，它是无效果的，不会导致宫颈缩短，所以，不会造成早产。

要想监测宫缩情况，首先要知道，什么是宫缩？

许多孕妈妈会说，就是肚子痛呗。这个回答不十分正确。一般来说，一开始出现的宫缩症状都不明显，往往表现为不典型的症状，如心慌、气短、腰酸、腹坠、尿频等。所以，孕期一旦出现无法解释的不适症状时，先摸肚子。如果整个肚子硬成一个球，像塞进去了一个篮球一样，质地像脑门一样硬，按不出坑来，就说明是宫缩；如果像脸蛋一样软，就不是宫缩。注意，宫缩是整个肚子硬，有时胎儿动得剧烈，导致子宫局部很硬，鼓起一个大包，但是其他地方是软的，这不算是宫缩。

其次，什么时候容易出现宫缩呢？

小便之前憋着尿的时候、小便后、晚上起夜小便时；做了剧烈活动时，如长时间走路、逛商场、起床过猛导致腹肌剧烈用力等；吵架生气时；受惊吓时；处于焦虑状态时；在床上平卧位时（应该侧卧，禁止平卧）。

需要注意的是，一旦出现宫缩，应该停止自己正在做的一切活动，等宫缩消失后，再继续活动。如果在宫缩时继续活动，可能导致宫缩过强，对孕妈妈和胎儿都不好。这种宫缩在休息之后都能缓解，不会持续出现。

再次，出现什么样的宫缩就应该去医院就诊了呢？

在休息状态下，宫缩间隔数分钟出现，即规律或频繁出现宫缩，都应该重视。到医院一般会做胎心监护，来评价胎儿宫内状况，并确定宫缩的频繁程度；做阴道超声确定宫颈长度，如果小于 25 毫米，就考虑早产的风险较大，否则，短期内不会早产；还可以取阴道分泌物检查胎儿纤连蛋白（FFN），如果呈阳性，可疑有早产风险，如果呈阴性，短期内早产的机会不大。医院通常是超声检查和FFN检查同时做，进行综合判断。

对于宫颈明显缩短的孕妈妈，即说明宫缩有效，会肌肉注射促胎肺成熟针，必要时会静脉或口服药物抑制宫缩保胎。由于先兆早产往往和阴道的炎症相关，所以可能会取宫颈或阴道的分泌物做细菌培养。如果可疑有感染，会使用抗生素进行治疗。

但是正如开始说的那样，需要找到先兆早产的诱因并去除，如果是由于情绪、心理因素造成的宫缩，除了保胎以外，改善情绪状态更重要，否则保胎的效果也不好。

总而言之，怀孕期间感觉到有宫缩是正常的现象，不要太焦虑。如果出现规律的宫缩，自己又无法解释时，建议尽快到医院就诊，请医生给予专业的意见和诊疗。

30 怀孕后总感觉胸闷、憋气，说明我和孩子都缺氧吗？

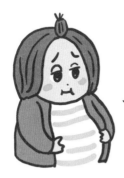

奎叔，我下午和睡前有时候感觉胸闷，孩子会缺氧吗？

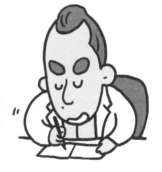

孩子动得好吗？
你睡觉会憋醒吗？

动得挺好的，每天很有规律。
一般是睡前憋气，睡不着，一旦睡着了就好了。
夜里也不会憋醒，除非要上厕所。

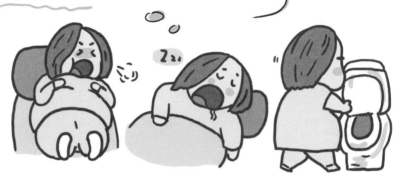

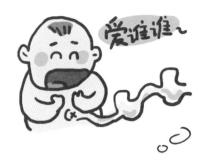

那就不是缺氧。
这种情况很常见，尤其是在睡觉前的胸闷。
孩子的血液有一个特点，很容易跟氧结合，
他就直接把你的氧拿走了，才不管你会不会缺氧。
所以这种情况下不用担心。

还有一个情况，老公说我开始打呼噜了，怀孕之前不这样。
而且好像打着打着就不喘气了，要过一会儿才恢复。
听着挺恐怖的，会不会造成胎儿缺氧啊？

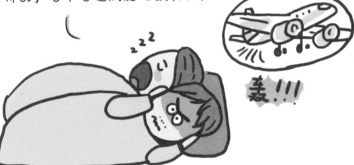

轰！！！

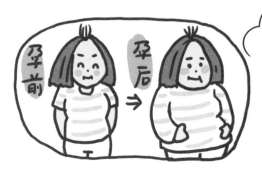

听你的描述，
应该是睡眠呼吸暂停，也就是打呼噜。
我怀疑你是不是吃太胖了，
体重没控制好？

肥胖容易导致睡眠呼吸暂停综合征。

如果很严重的话，会出现白天犯困、头疼、记忆力下降等不适症状，

需要去呼吸内科看一下需不需要做治疗。

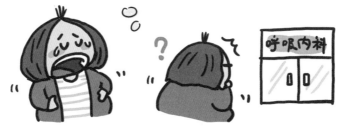

如果没有其他不舒服的症状，

倒是问题不太大，

一般对孩子不至于有什么大影响。

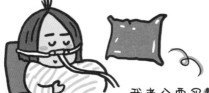

我老公要买氧气袋或制氧机，让我每天吸吸氧，

您觉得有必要吗？

一般没多大作用，改善的效果有限。

还不如跑到大自然中，去公园转一转，放松放松。

不要闷在屋子或封闭的空间里，比如超市、公交车里等，

这种地方本身就容易让人憋气。

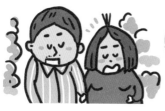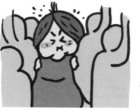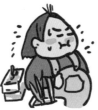

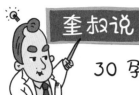

30 孕期憋气与缺氧没有必然联系

怀孕期间会出现许多不适的症状，许多孕妈妈会出现憋气的症状，需要根据不同的状况对症处理，绝大多数情况吸氧并不能解决问题。

第一种情况，孕妈妈在人口密集、空气不流通的地方容易憋气，如乘坐公共交通工具、去超市购物、搭乘电梯等。应对的方法就是尽量别到这些地方去。要买东西，网购就好了，直接送到家，还不用自己劳累去搬。

第二种情况，睡觉前憋气。许多孕妈妈躺在床上颠来倒去睡不着，此时容易憋气，但是睡着就好了，不会被憋醒。这种情况一般也没事。睡前太兴奋，如打游戏、追剧等，或者睡得太晚，如夜里12点后才睡觉，都容易导致睡眠质量差，而且不易入睡，所以心情烦躁，表现为憋气。

第三种情况，不明原因憋气，晚上睡着后会憋醒，需要站起来开窗透气才行。这种情况要先除外心脏功能的异常，比如早期心衰。医生一般会建议做心脏超声和心电图。如果结果都正常，就放心了，否则需要请心内科的医生会诊，查找原因，针对性治疗。还有就是由于孕期体重增长过快，睡眠打呼噜，严重时会出现睡眠呼吸暂停的症状，这时需要到呼吸内科就诊。必要时，有些孕妈妈需要戴呼吸机睡觉，以防意外发生。

最后一种情况，这一种憋气往往不被人们所认识，就是宫缩导致的憋气。大部分宫缩发生时没有肚子痛的症状，可表现为憋气、心慌、尿频、腰酸等症状。这时要先摸肚子，明确是否有宫缩。如果有宫缩，则要观察宫缩的状况，具体处理方法见宫缩相关篇目；如果没有宫缩，则需要按照上面叙述的不同状况去做相应检查和处置。

总之，憋气一般都是有原因的，不能粗暴地认定是缺氧导致的。到医院向医生详细描述症状，请医生帮助判断，做必要的检查来除外异常状况。如无严重疾病，建议多做户外运动，控制体重增长，规律作息时间，方可有效改善憋气的症状。

31 胎动规律突然变了，好害怕……

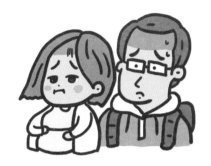

奎叔，我娃本来动得很有规律了，
但是前两天突然就不一样了，
明显少了……

家里或单位里发生什么事儿了吗？
高兴的，不高兴的？
或者你生活作息有变化吗？

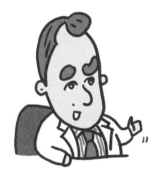

也没什么事儿啊。
我就是回娘家待了两天，
这两天没怎么动，
然后一回到我自己家孩子就正常啦。

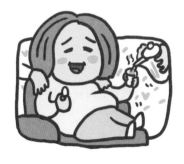

这就对了嘛！如果觉得胎动变化了，
要先看看自己的工作、生活、心情是不是有变化？
比如跟老公吵了一架，吓了一跳，看了个恐怖片，听了个相声哈哈大笑……

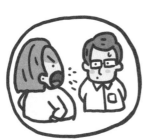
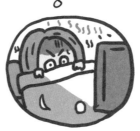
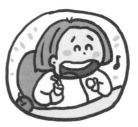

哈哈，孩子还挺敏感！
那天晚上孩子不怎么动时，
我定了个闹钟，
俩小时醒一次数胎动，
可TA还不动。

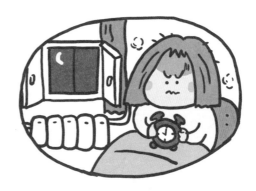

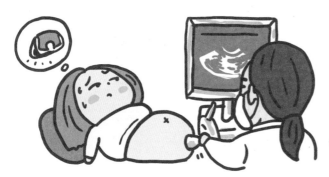

后来我跑到附近的医院，
花了几千块找超声大夫
来做超声看了一下，
没事才回家睡觉……

135

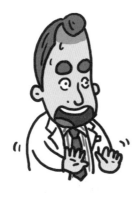

啊！太夸张了吧！！！
你太焦虑了！如果睡不好觉，
我可以开一些安眠药给你。
拜托你别折腾孩子了！！！

每天多陪她聊聊天，
公园遛遛弯儿，
不要总是闷在家里。
如果情绪更不好了，
还是要带她看医生，
对大人和孩子都有好处。

马上就要足月了，
有可能胎动的幅度和频率会稍微减少些。
但是只要规律性还在，
就不用怕，这是正常现象。

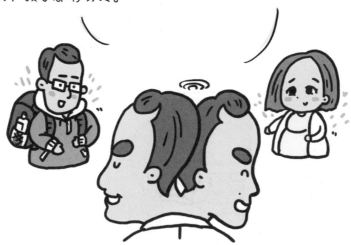

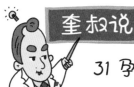

31 孕期胎动变化要注意的问题

在之前的篇目中，我们讲了应该怎么数胎动。那么如果胎动有变化，什么时候要考虑胎儿在宫内有问题，需要到医院看急诊呢?

1.胎儿一天不动，或胎动明显微弱。有时遇到很不幸发生胎死宫内的孕妈妈，我询问时，孕妈妈都会说:"有胎动呀，来的路上还动了一下呢!"实际上，孩子已经走了几天了。所以说，这里说的"胎儿一天不动"是一种感觉，并不是"一天动了一次"，不要钻牛角尖。

2.胎动的规律性消失。胎儿该疯狂的时候明显温柔了，不怎么动了，或者平时不怎么动的时间段胎儿使劲在动。这里需要注意的是，胎动的规律性和孕妈妈息息相关。如果孕妈妈的生活、工作、情绪均保持原有规律没有发生改变，则胎儿动的规律性不应发生变化。孕妈妈的变化包括从工作到休息的变化、居住地的变化、情绪的变化，等等。所以，当胎动的规律发生变化时，要首先自己分析一下原因，并进行调整。无论是否自查到原因，只要孕妈妈心里不踏实，都可以到医院就诊检查一下。

3.孕妈妈直觉今天胎儿动得不正常，但是又说不出具体哪里不对。有文献研究，所有监测胎儿宫内状态的手段中，自觉胎动最敏感，准确率可达70%，明显高于超声和胎心监护。这里当然要除外一些天天神经质，觉得自己孩子有问题的孕妈妈。实际上，即使你白天没有故意去感觉胎动，你的下意识里也是时刻在感觉胎动的，直觉指的就是下意识里的胎动规律发生变化了。

总而言之，跟着感觉走。一旦觉得胎动有异常，要尽快到医院就诊。孕妈妈太大条不行，太在意也不行，过犹不及。

32 孕期一定会腿肿吗?

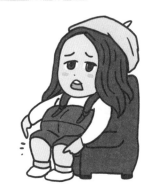

奎叔, 我啥时候腿肿呀?

啊? 啥意思?
你就不应该腿肿呀!
最多脚踝以下有点肿。
有的孕妈会穿老公的鞋。

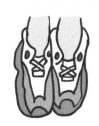

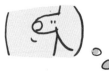

我好几个朋友腿肿得可厉害了,
一按一个坑。
我以为都会肿……

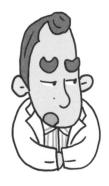

那是异常的!
孕期任何时间小腿都不应该浮肿!
她们是不是体重长得特多呀?

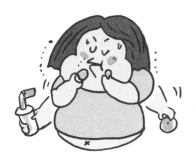

是的，有个朋友7个多月，
就长了四五十斤呢。

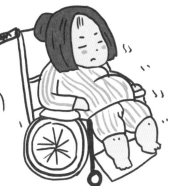

哼。
如果她们还胡吃海塞，使劲儿长体重，
不光小腿会肿，大腿甚至小肚子都会肿起来，
妊娠期糖尿病、妊娠期高血压也就来了，
严重的还会危及大人和孩子的生命！

怪不得您使劲儿让我控制体重呢！
那我不羡慕她们了。

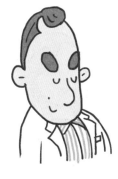

不但不羡慕，还要警告她们，就说奎叔说的，
对她们的健康状况表示担忧！

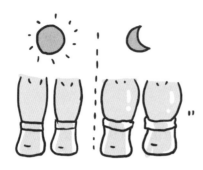

可……还有几个朋友体重没怎么长，小腿也肿了呢！
早上轻些，晚上严重。

那可能是她长时间保持一个姿势，如长时间坐、站或者走。要经常变换姿势。坐着的时候前边放一个凳子，把脚垫高。坐一个多小时，就起来走走。

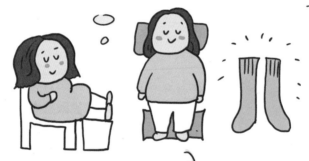

睡觉时，脚下垫一个薄枕头或被子。
也可以穿弹力袜，但是到睡觉时要脱下来。

明白了，我回去一定转告她们。

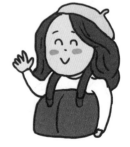

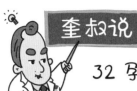

32 孕期小腿浮肿是异常现象

从孕20周开始，每次产检时，都有一些规定动作：摸一下肚子，测一下宫高，听胎心。这三项检查结束后，每次都会按一下两条小腿，这一步就是看孕妈妈是不是有浮肿。时常会有孕妈妈说："看！我腿肿了！"但其实什么事儿也没有，只是因为检查的部位不对。看有没有浮肿，要按小腿前方的骨头，如果骨头上的皮肤按出坑了，就说明是肿了，而不是按小腿上的肉。还有的孕妈妈问："什么时候腿才会肿呀？我都快足月了，我看人家7个月就肿了呢！"这种观点是错误的。

孕期不应该出现小腿浮肿的现象，出现了便说明孕妈妈的日常生活出了问题。

第一，体重控制得不好，长多了。体重增长过快是最常见的下肢浮肿的原因。有的孕妈妈怀了孕后特别爱吃甜食、水果，又不爱运动，天天歇着，所以孕期体重长四五十斤并不罕见。体重这样快速增长的副作用之一就是腿肿了，还可能同时出现妊娠期高血压、妊娠期糖尿病、胎儿巨大儿等。

第二，太劳累。许多孕妈妈在怀孕期间正常工作，这是值得鼓励的。但是，一些孕妈妈全身心地投入工作，在电脑前一坐就是半天、一天。等回家时，立刻觉得腰不是自己的了，酸痛得厉害，腿也会出现水肿。还有一些孕妈妈是运动达人，趁着天气好，户外踏青数小时或长时间逛商场，也都会引起腿肿。所以要注意劳逸结合！不要在一个姿势上保持太长时间，坐一个多小时就要站起来活动一下，散散步。坐着的时候，可以放个东西把脚垫高，促进血液回流。走路时，尽量半小时左右就休息一下，喝口水，再接着走。如果晚上回家腿还是有点肿，可以在睡觉的时候脚下垫一个薄一点的枕头或被子，也有助于减轻症状。

总之，腿肿的原因有点复杂，但是只要控制住体重，让体重匀速增长，不超重，劳逸结合，孕妈妈就可以避免孕期腿肿的发生。

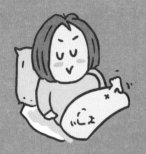

孕晚期

目前临床采用的"孕晚期"标准为孕 28 周以后。

其间，每两周到门诊检查一次，自孕 36 周开始每周检查一次。

孕 28 周（孕 28—32 周）做小排畸超声。

孕 30 周、孕 32 周、孕 34 周做常规产检。

孕 36 周（孕 36—37 周）做超声、血液检查、B 型溶血性链球菌（GBS）培养。

孕 37 周、孕 38 周、孕 39 周做常规产检。

孕 40 周做超声。

孕 41 周入院催产。

有特殊合并症的孕妈妈，如严重的糖尿病、妊娠期高血压等，可自孕 32 周起做胎心监护（NST）。

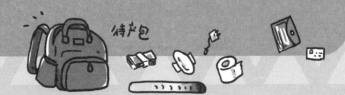

33 胎位不正，做特殊动作能变正？

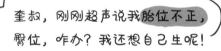

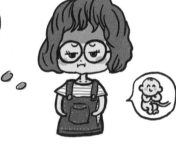

奎叔，刚刚超声说我胎位不正，臀位，咋办？我还想自己生呢！

你现在才28周，着什么急？

网上说膝胸卧位、做瑜伽啥的能变成头位？！

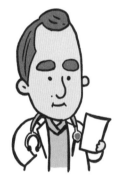

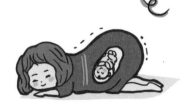

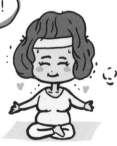

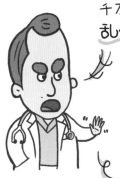

千万不要被忽悠！
乱做运动很危险！很危险！很危险！

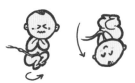

有些人除了胎位不正还有脐带绕颈！
在你故意让娃转时，
万一娃的脐带勒得更紧了怎么办？！

这么危险啊！
那我不做了！

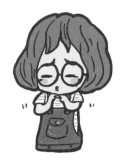

但……
我还是很想自己生！

到36周如果还是臀位，有些医院可以做臀位外倒转。

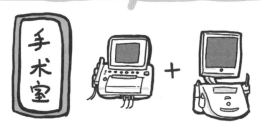

手术室

在**胎心监护**和**超声**的严密监护下，在手术室做好手术的准备后进行。
如果转成头位了，那就可以自己生了。

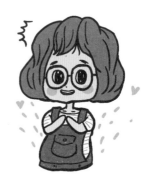

外倒转就一定能成功吗?

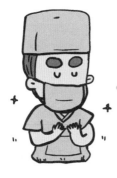

不一定!

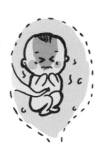

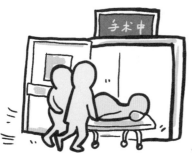

如果倒转期间胎心出现问题,
考虑胎儿窘迫的话,
需要马上做剖宫产终止妊娠。
所以才在手术室做,而不是B超室。

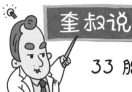

33 胎儿是臀位不要急，切忌自己转胎位

许多孕妈妈很在意胎位，从孕20周左右的大排畸超声开始，每做超声必问"胎位如何？是否影响顺产？"孕妈妈一心希望顺产的愿望是好的，这也是产科医生积极鼓励的。但是，若把顺产变成一种执念就不好了，容易焦虑，应该自我调整一下。

一般来说，大多数孕妈妈足月时胎位都是正常的，即保持胎头冲下的倒立姿势，这叫头位。足月之前，胎儿相对于子宫来说较小，活动比较多，胎位可以随时发生变化。曾经的妇产科学教科书中会提到"膝胸卧位"，现在有人宣传用瑜伽等方法纠正臀位，但是这些方法都没有得到科学研究的证实。现有研究证实，在孕28—32周间胎儿是臀位的话，不做任何治疗，顺其自然，到孕36周时，80%以上的胎儿都会自然转成头位。

如果足月时还是臀位，又想自然分娩怎么办？孕妈妈可以咨询产检的医生，看是否可以做臀位外倒转术。臀位外倒转术需要住院，做好手术麻醉后，在超声及胎心监护下进行外倒转，一般不超过10分钟、3—4次旋转。其间如果出现胎儿宫内窘迫，可能随时手术；如果成功了，回家等待自然动产；不成功，回到门诊定期产检，择期行剖宫产终止妊娠。

最后，孕妈妈要知道的是，足月时，如果还是异常的胎位，如臀位、横位，还有可能是由于子宫本身形状异常或其他因素造成的，比如子宫肌瘤、胎盘位置、脐带绕颈或绕身等。所以，不要过于纠结，把自己能做的、该做的事情做好，不留遗憾，就是最完美的怀孕分娩过程。

34 胎心监护时，机器总报警，是不是胎心有问题?

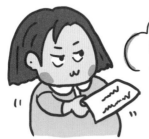

奎叔，我今天足月啦，有妊娠期糖尿病，第一次做胎心监护，您看看!

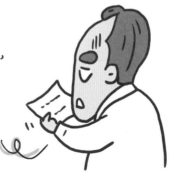

反应得不好，孩子没动啊!
胎心监护是要在孩子动了之后，
看胎心的加速情况。
如果孩子不动的话，
不好判断，这监护就白做了。

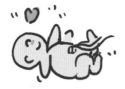

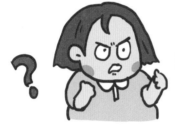

可每天这个时候孩子也不动呀，
有啥好办法吗?

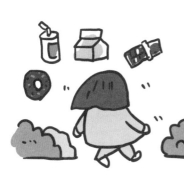

做胎心监护之前一定要吃饭，或者吃一些甜食。
然后到户外运动运动，呼吸一下新鲜空气。
等孩子动了，再做。

再准备一些甜食，做的过程中如果孩子不动，可以吃一点救救急。
做的时候要和孩子聊天，把TA弄醒了。
不能一进胎心监护室，你先睡着了，那孩子怎么可能醒着动呢？！

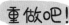

重做吧！

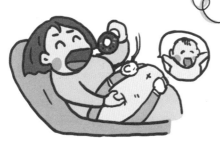

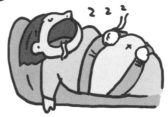

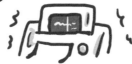

40分钟后···

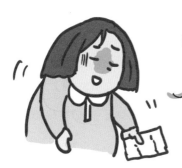

奎叔，我做完了，这回孩子动了。
可是你看这胎心不是有问题吧？
特别快，机器一直在报警。

这是很标准的胎心监护哇。
就好像让你出去跑一圈，回来之后你的心肯定咚咚咚咚在跳，
这说明你动了之后心率加快。
孩子也是一样，如果动了之后，
面不改色心不跳，反而可能有问题。

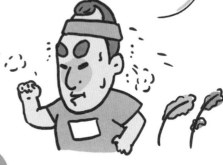

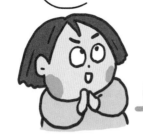

有道理，
那这监护图咋看呀？

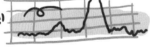

胎心

宫缩

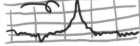

这个图中，下面一条线指的是宫缩，
如果出现一个山坡一样的波浪，是有宫缩了。
上面那条线是胎心曲线。
胎心在没宫缩和胎动的时候大约每分钟110-160次。
孩子动了之后，胎心增快，
最起码要超过基线15次每分钟，
要持续达到15秒，这才算一次有效胎动，
要有两次以上才算胎心监护反应型。

哦，我明白了！
难怪您说孩子动了以后胎心反应越夸张越好呀。

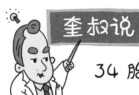

34 胎心监护图要这样看才是正确的

如今，孕妈妈的装备越来越专业了。以前只在医院有的胎心监护仪，咱现在也可以自己买一个，随时做起来！可是，你会看监护图吗？总不能每做完一次，就去医院找医生看次结果吧？

与医院的胎心监护图不同，在家的远程胎心监护往往只有一条曲线——胎心曲线。通常，孕晚期胎心基线在110—160次/分。基线的意思就是在没有胎动和宫缩时，胎心率大部分时间在某个数值的上下波动。胎心基线是一直上下波动的，波动幅度在5—25次。如果是一条直直的线，那就担心胎儿出危险了，要看急诊！如果一直上蹿下跳，大于25次，也有胎儿宫内缺氧的可能。无论胎心基线是平直还是跳跃，如果很快恢复正常，则不用担心；如果一直持续，无改善，一定要去医院。

看过胎心基线，接着要看胎动时胎心的变化。胎动后，胎心应该变快，这就是胎心监护的原理。所以，如果做胎心监护时，胎动不明显，应该采取措施让胎儿动起来。比如吃点儿甜食、活动一下、和胎儿聊聊天等，也可以捅一捅、拍一拍把胎儿叫醒。当然，如果一直都没有明显胎动，也应该就医。胎动后，胎心变化是有标准的。在孕晚期，应该是胎心率加快大于15次/分，而达到这个加速后要最少持续15秒。每20分钟胎心监护，要有两次或以上这样的加速，才能称之为"胎心监护反应型"。如果反复多次的胎心监护都达不到反应型，也要看急诊，做进一步检查。如果达到了，最起码说明目前胎儿在宫内还不错。

对于少数有高血压、糖尿病的孕妈妈，孕32周以后就可以开始做胎心监护了。另外，如果发现胎动异常、羊水减少、频繁宫缩等异常状况时，也可以通过胎心监护来大概了解胎儿宫内是否还安全。

如果胎心监护异常，加速不明显或者有胎心明显下降的减速时，应该及早就医。

最后，胎心监护只是监测胎儿宫内状况的诸多方法之一，不能完全依赖。孕妈妈还是要好好自数胎动，配合其他检查，才能尽早发现胎儿异常。

35 漏尿还是破水？
傻傻分不清楚……

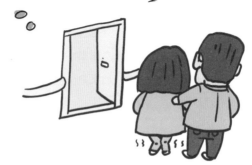

奎叔！我刚刚下面有水流出来，不会是破水要生了吧？

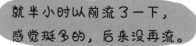

我记得你已经足月了，流的量多吗？

就半小时以前流了一下，感觉挺多的，后来没再流。

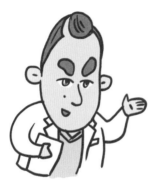

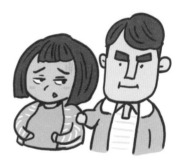

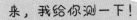

来，我给你测一下！

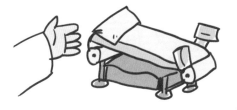

阴道后穹窿没有液池，
用pH试纸检测一下阴道分泌物~

看，没有变蓝色，
应该不是破水，
别担心啦！
有可能是漏尿。

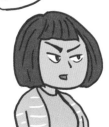

啊？我怎么会漏尿呢？

你刚才干什么了？
激动来着吧？

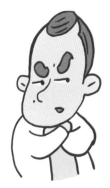

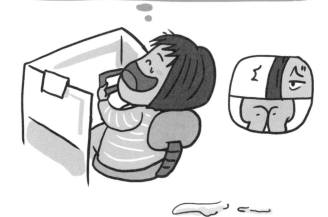

就是看了会儿电视剧，太逗了，乐了一下……

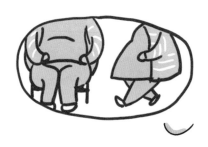

所以呀，
如果是破水，
你这着急忙慌跑过来的路上，
一会儿站一会儿坐的，还会再流，
想憋也憋不住的！

哦，原来如此呀……

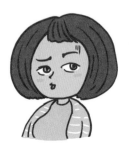

奎叔说

35 胎膜早破的自我判断方法

孕期，尤其是孕晚期，要注意的一件很重要的事就是"胎膜早破"。也就是说，在临产前，胎膜发生破裂，羊水流出。胎膜早破可以发生在孕期的任何一个阶段。一般认为，发生在孕28周之前的就考虑难免流产了，发生在孕28周以后的为早产胎膜早破。在足月（孕37周）前发生的胎膜早破的原因有阴道炎症、无症状菌尿等。

如何判断自己是否发生胎膜早破了呢？典型的胎膜早破的临床诊断标准为：阴道流液，阴道检查时可见大量液体，并可见液体自宫颈口流出，pH试纸变色，阴道涂片可见羊齿状结晶，超声检查可见羊水明显减少。少数罕见病例，如高位破水，诊断极其困难，要用胎儿纤连蛋白（FFN）或胰岛素样生长因子等方法协助诊断。

许多孕妈妈听了孕友的建议，自己购买pH试纸时刻准备着，这其实没太大必要。因为典型的破水不用试纸也能诊断，而不典型的破水医生也很难诊断。所以，孕妈妈只要抓住典型症状就可以了，那就是"破水"。一般破水的感觉为：突然一股热乎乎的水从阴道流出，内裤湿透了、床单湿一大片或顺着腿流。变换体位时，如站起来、走动或平躺下时，会有多量的水流出，往往还会伴有宫缩。

此外，破水需要与漏尿鉴别。孕期漏尿一般在腹压明显升高时容易出现，如咳嗽、大笑或用力解大便时。一般来说，漏尿是偶然发生的，改变体位时不会持续流出，可以有意识地自主控制，也就是"憋住"。而破水时，液体的流出自己无法控制。

什么时候要来医院呢？如果症状很典型，未足月时，应躺下，抬高臀部，叫救护车送去医院；如果足月了，胎头浅入盆了，则可以坐、立、行走，家里人开车送去医院就可以。还有许多不典型的症状，如每次流得很少，每天都流，内裤总是湿的，应该到医院进行专业诊断，不要自我判断，以免耽误病情。

最后总结一下，让专业的人做专业的事，不要为难自己。如果对自己的一些异常状况有所担心要及时就诊，或定期产检时咨询医生。

36 暴走、爬楼梯、喝茶能催产?

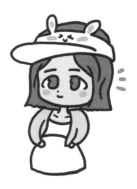

奎叔,我很想自己生,不想剖。
网上说足月之后要暴走,这样有助于顺产?

你知不知道医生最不爱听"网上说"……

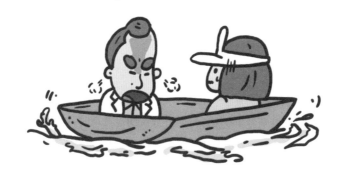

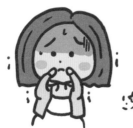

友谊的小船说翻就翻……

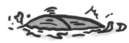

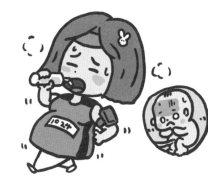

这种说法肯定不靠谱！
就是天天去跑马拉松
也不一定能帮助你早点儿动产。

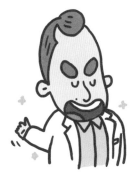

足月之后是可以随便走路了，
但要以不累为原则。

什么叫不累呢？
是不是只能慢慢走哇？

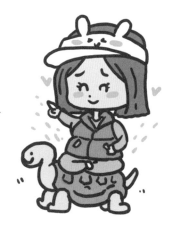

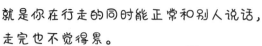

就是你在行走的同时能正常和别人说话，走完也不觉得累。

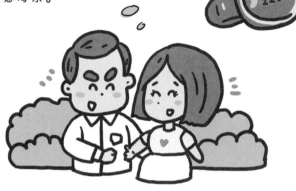

如果你一口气走了俩小时，很累，回家躺床上起不来，第二天也走不动了，就说明你走多了，没有任何好处。

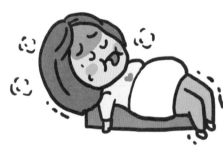

那爬楼梯可以吗？

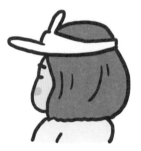

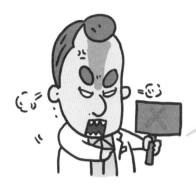

禁止爬楼梯！

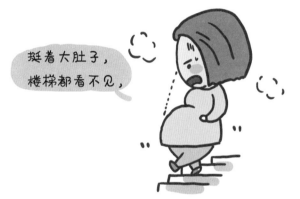

挺着大肚子，
楼梯都看不见，

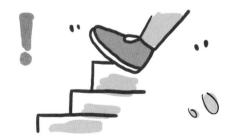

再踏空了，多危险！
正常散步就行！

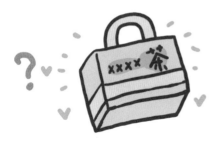

那我的朋友说，要买xxxx茶喝，能促进动产，早分娩，是吗？

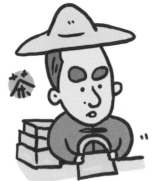

呃！
如果喝茶好用，那医院还催产干吗，直接让孕妇买茶喝好了！

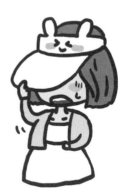

呃！我已经买了，倒是不贵哈。

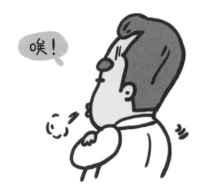

唉！

奎叔说

36 足月以后也不要做剧烈运动

医学上标准意义的足月是孕 37 周。只要医生和你说"你已经 37 周了"，就是足月了，胎儿基本发育成熟了，随时都可以生了，而不是说非要等到预产期，也就是孕 40 周。

所以，孕 37 周之后，分娩随时自然发动是没问题的。如果要人为干预分娩，即催产或剖宫产，除非有特殊状况，否则医生一般会建议孕 39 周以后，这样胎儿更安全些。

有一些孕妈妈一听说足月了就有点心急，想早点"卸货"，于是就到网上学习各种各样的"秘方"，以求尽早自然发动分娩。可以说，绝大多数所谓的秘方或绝招都是不可信的，没有科学依据，要小心。

下面，我们举例说明：

第一，爬楼梯。

虽然有些医院的医生或者护士会给出这样的建议，但是我本人是坚决反对这样做的，无论是为了控制血糖，还是为了增加运动以早日发动宫缩分娩，都不可取，理由为：

1. 孕妈妈腹部膨隆，不容易弯腰或看到脚下的状况，尤其到了孕晚期会更困难，爬楼梯时全靠感觉，一不小心踏空，可能造成摔伤，得不偿失。

2. 爬楼梯对于孕妈妈而言，是一种剧烈运动。正常情况下，孕妈妈都容易出现一过性的头晕、乏力，即使在平地上走都容易莫名其妙地摔跤，更不用说爬楼梯了。即使有人在旁边陪伴，孕妈妈摔倒的时候，哪位家属敢说一定扶得住？

第二，促进分娩发动的一些食物或饮料。

几十年前，缺医少药、没有合适的催产药物时，妇产科书上曾说过使用蓖麻油炒鸡蛋促进分娩发动，主要是蓖麻油在起作用。但是，此种方法极其危险，会造成极其强烈的无法控制的宫缩，不但可能造成胎儿宫内缺氧，还可能导致子宫破裂，威胁母婴生命，所以现在临床已经停止使用此种方法了。如果还有人给出此种偏方，孕妈妈一定要小心，离此人远些，别被他害了性命。

至于所谓的某些花茶可以促进早动产，更是网上的无稽之谈，没有任何科学依据。所以，大家要捂好钱包，不是医生"墙裂"推荐的东西，不要轻易去购买或尝试。毕竟整个孕期都快平安度过了，临门一脚再因为听信什么谣

第三，暴走，就是连续快步走几个小时。

这似乎是孕妈妈们自己想出的方法，我肯定是不推荐的。足月以后的活动量的确可以增加，因为没有了早产的风险。但是，长时间连续行走，人会非常劳累，易导致下肢水肿、腰酸背痛，出现各种不适的症状，有的孕妈妈还会因此出现胎动异常。

曾经见过一个孕妈妈，劳累之后胎动明显减少。虽然最后来医院检查没发现异常，一两天后胎动也恢复正常了，但是着实吓了一跳。所以，暴走并不是一个好的运动方式。

那么，难道就没有什么办法促进早日动产了吗？当然有！

有些医生或书籍上会推荐预产期（孕40周）前后尝试同房以促进动产。但是，大多数孕妈妈可能接受不了此种方法。如果要尝试也要尽量动作轻柔，安全第一。

还有的医生在孕妈妈足月后，每周给孕妈妈做宫颈检查，也相当于刺激宫颈。有些孕妈妈在检查后，就出现了宫缩和见红。但这样做的缺点是，阴道检查不是很舒服。所以，如果孕妈妈不希望有不适感，可以拒绝在门诊进行此类不必要的检查。

最后总结一下，足月了以后，该怎么运动呢？或者说怎样才能促进早日自然分娩呢？顺其自然！顺其自然！顺其自然！重要的事情说三遍！每日餐后半小时，出门在平地上散步，以不累为原则就好，倒不一定限制在只活动半小时以内。也可以逛商场，但是要注意的是，逛半小时左右，就坐下来休息一下，喝一点水，没有不舒服的话，再接着溜达。

无论是散步还是逛商场，一旦出现宫缩，一定要停下来，等待宫缩消失后再继续活动，否则容易造成宫缩强烈，比较危险。

运动强度合适的定义是，要可以和旁边的人正常交谈，不会上气不接下气，否则就是运

动过量了，需要降低运动强度或者停下来休息一下。

足月以后做运动的目的就是保持孕妈妈良好的身体状态，为自然分娩储备力量，而不是要把自己折腾得疲惫不堪。

至于何时能生？那要看你的宝宝的意愿了，急也急不来。尽量自然地临产及分娩才是最正常的，过多的人为干预有可能会适得其反。

37 羊水少、脐带绕颈，就不能顺产了吗？

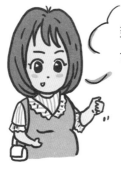

奎叔，今天做36周的B超，大夫说我羊水有点少，脐带绕颈一周。

你的脐血流正常，羊水也还好啦，羊水指数7.6厘米，最大深度4厘米。按照中国特色的说法，是羊水偏少，还诊断不上羊水过少。

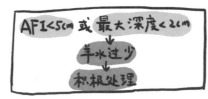

AF1<5cm 或 最大深度<2cm
↓
羊水过少
↓
积极处理

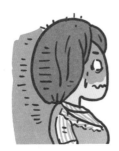

那就什么也不需要做了是吗？

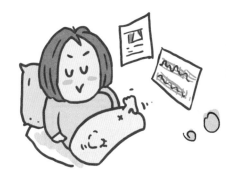

不是。
要看胎动好不好，胎心监护反应如何，羊水量的变化情况。

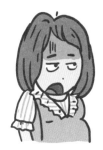

孩子动得挺好，没啥变化。
今天的胎监也挺好的。
怎么看羊水量变化呀？
明天再做一次B超吗？

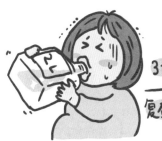

3天后 → 复查B超

羊水正常或没有减少 → 正常产检

羊水进行性减少 → !!!

如果每天胎动都挺好，胎心监护反应型，每天饮水2升，那么，3天后复查一次超声。

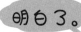

明白了。

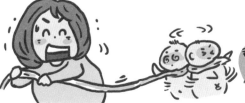

那脐带绕颈咋办呀？
怎么才能让TA再绕出来呢？

165

脐带绕颈很常见。你坐在超声室门口数数，<u>大概20%到30%的孕妈妈都有绕颈</u>，绝大多数都没事，不需要做任何特殊处理，也没有办法可以让TA再绕出来。

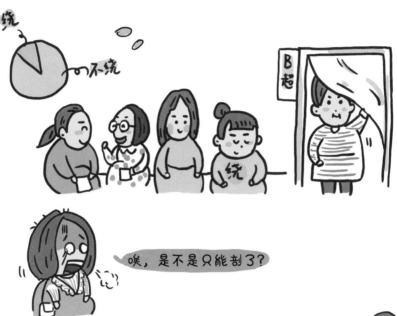

喉，是不是只能剖了？

不是。作为孕妈妈心情舒畅很重要！
焦虑的心情反而可能让孩子绕颈绕得更紧，
从而出现一些危险状况。
所以，只要自数胎动就好。
如果孩子动得很有规律，就说明在宫内很安全，
可以阴道分娩的。

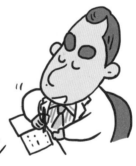

明白了。谢谢奎叔！

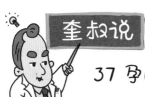

37 孕晚期的超声要这样解读

现在孕期的超声检查次数越来越多了，不可避免地造成了许多恐慌。接下来我们就谈一谈孕晚期超声的问题。

先来说羊水。国内大部分医院应用羊水指数（AFI）来评价胎儿状况。AFI 大于 8 厘米为正常，小于 5 厘米为羊水过少，5 到 8 厘米之间为羊水偏少，大于 25 厘米为羊水过多。如果为羊水过少，且已足月，会建议终止妊娠。如果尚未足月，需要查找原因，除外胎儿异常。而羊水偏少这个有中国特色的诊断让孕妈妈们很焦虑。一般来说，在正常饮水的情况下，即除饮食外，每日饮水 1—2 升，3 天后复查超声，如果羊水进行性减少或胎动明显异常，可疑胎儿宫内缺氧，可及时分娩。如果羊水无明显减少，且胎动较好，则可继续观察待产。

再来说脐带绕颈。脐带绕颈很常见，一般大于 3 圈就不建议阴道试产了。目前没有任何方法可以改变脐带绕颈的状况，焦虑的心情会适得其反。孕妈妈唯一能做的就是好好感觉胎动，如果胎动正常，则说明胎儿宫内状况良好。临产或引产时，医生都会给孕妈妈做胎心监护。如果脐带绕得太紧，则会出现明显的胎心减速，此时医生会给予及时处置。如果短期内不能经阴道分娩，可能就需要做剖宫产了。

另外，孕晚期超声一般会测量脐动脉血流阻力值（S/D）。孕 36 周后 S/D 应小于 3。一个阻力增高的结果常把孕妈妈吓得不轻。如果怀疑异常，首先看胎儿大小是否符合孕周，正常大小说明供血供氧正常，没影响胎儿发育。其次看胎动，如果正常说明胎儿宫内状况尚好。此时不需输液或吸氧，可每周复查超声，自数胎动，间断做胎心监护，如均正常，超声结果无恶化，即使阻力高也可以继续观察，待足月前后分娩。

还有孕妈妈经常讨论的超声胎盘成熟度，与胎儿是否成熟并无直接关系。如果胎儿大小、AFI、S/D、胎动均正常，即使是三度的胎盘成熟度也是没关系的，看超声报告时可以直接将它忽略，不要被这个指标所误导。

综上，超声检查只是一个判断孩子在宫内是否安全的辅助手段，如果发现极端值，就需要动态地观察超声指标的变化、自数胎动的状况、胎心监护的情况来综合进行判断。

38 孕期得了阴道炎就不能顺产了?

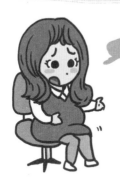

奎叔,我下面不舒服…

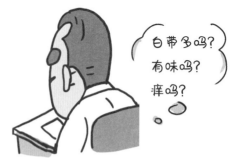

白带多吗?
有味吗?
痒吗?

多! 像豆腐渣一样! 特别多!
很痒! 晚上痒得睡不着觉,
没有什么特殊味道。

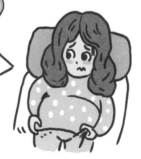

霉菌性阴道炎

听着像是霉菌性阴道炎。我给你做一下阴道检查吧,
取白带去检查一下看是什么原因。

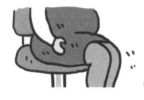

得了阴道炎能治吗?
会对胎儿有影响吗?

如果有明确诊断的阴道炎一定要积极治疗，否则会导致早产、胎膜早破或宫内感染。

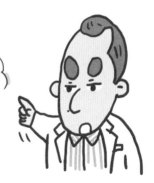

大夫肯定会选择对胎儿最安全的药物。

生命千万条
安全第一条

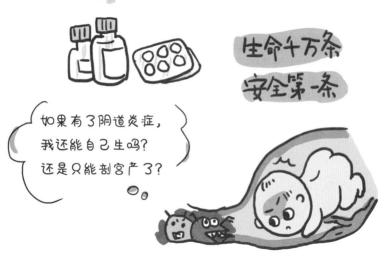

如果有了阴道炎症，我还能自己生吗？还是只能剖宫产了？

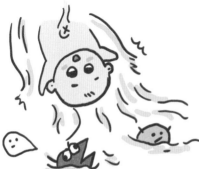

一般都不影响阴道试产。因为分娩时，胎膜破裂，羊水流出相当于冲洗了阴道，所以还是比较安全的。你就坚定信念自己生就行啦！

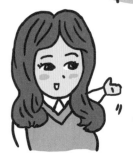

1个月后···

奎叔，上次用完药后，下面就不痒了，白带也少了。
可是最近白带又多起来了，有点像鸡蛋清，
在内裤上干了以后是黄色的，但是不痒。
要不要去药店买点洗液呀？

洗洗更不健康

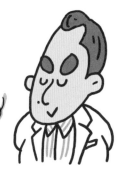

应该没事，暂时不需要用药。
即便需要用药也一定要在大夫的指导下使用！

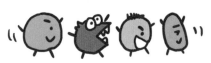

孕期本身白带就会增多，
而霉菌本身也是阴道正常菌群中的一种。
没有明显的症状不用常规筛查霉菌性阴道炎，
否则许多人都会查出来，
结果就是过度诊断、过度治疗。

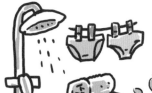

每天晚上睡前，
用清水把外阴冲干净、
擦干，勤换内裤就好。

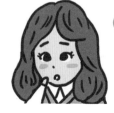

哦！

38 漫谈孕期阴道炎

孕期虽然是一个特殊时期，但是非孕期得的病，怀孕后同样会得，只是治疗的具体方法可能有所改变，阴道炎就是其中之一。

怀孕后，阴道环境发生了变化，加之孕期免疫功能（即抵抗力）的改变，导致怀孕后易发生阴道炎。出于对药物，尤其是抗生素的恐惧，孕妈妈拒绝用药，就会延误阴道炎的治疗，严重时会引发胎膜早破、流产或早产。实际上只要治疗及时、方法准确，所有的阴道炎症都是可以在孕期被治愈的。

怀孕后，由于激素水平改变，导致白带增多，白带一般是无色的、鸡蛋清样的、无特殊气味的，这是正常现象，不用担心。但如果出现以下症状就是异常的了，要做有针对性的治疗：1.白带明显增多呈水样，伴腥臭味，可能是细菌性阴道病，标准治疗是首选口服甲硝唑片，不是阴道放药。2.白带呈豆腐渣样，伴外阴明显瘙痒，会考虑是霉菌性阴道炎，可阴道使用制霉菌素、克霉唑、咪康唑等，孕期不能口服药。3.白带呈黄绿色，伴或不伴有臭味，要除外淋病、沙眼衣原体。以上这些关于阴道炎的治疗方法都有全国性的指南或专家共识，从网上很容易找到原文，感兴趣的孕妈妈可以好好学习。

此外，有两种情况对于大多数患阴道炎的孕妈妈来说肯定是不对的。1.应用一些什么病都能治的药物。对于阴道炎来说，特定阴道炎的标准治疗方法是同一时间内只用一种药，除非同时合并其他阴道炎。要记住，对于什么病都有效的药可以认为是效果最差的药。2.孕妈妈不要用任何洗剂洗外阴或阴道。其实没怀孕的女性也不建议用洗液，没什么效果。不是洗洗更健康，而是洗洗更糟糕！如果需要冲洗也是在医生指导下、护士帮助下、打开窥器直视阴道的情况下进行冲洗，且仅冲洗一次。自己在家用淋浴喷头从前向后把外阴用清水冲干净、擦干就好，内裤要勤换。

总之，如果自觉白带异常或外阴不适，要及早看医生，做针对性的治疗。只要及时治疗，就不影响经阴道试产，分娩和治疗可以同步进行，产后对新生儿进行必要的特殊观察或处理就好了。

39 临产了，怕受二茬罪……

啊啊啊啊啊啊啊啊啊！
奎叔！别走！
救我，奎叔！！！！

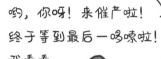
哟，你呀！来催产啦！终于等到最后一哆嗦啦！我看看。

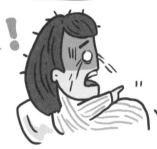

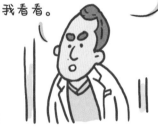
打上无痛啦，开挺大了，都六七指了，肯定能生！

可感觉无痛不管用了，越来越痛了。一宫缩就有点想解大便，下面胀胀的。太难熬了！受不了了！！！

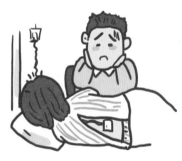

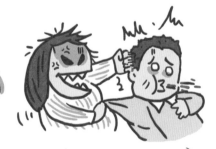
对呀，宫口越开越大，疼痛会加重。如果没有无痛会更痛的。下面胀是孩子在往下走。

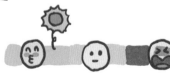

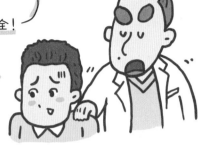

宫缩来了，要深吸气，再吐出去。
这样反复吸气会减轻疼痛哦。
但还不能用力！因为宫口还没开全！

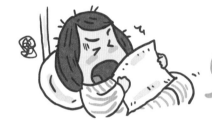

太紧张了！奎叔！
千万别让我受二茬罪呀！

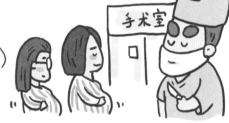

你不试着生，怎么知道能不能生！
要都是你这想法，都直接剖了呗，
肯定不受二茬罪！

别呀。
都说顺产创伤小，
恢复快，对孩子有好处……

这就对了。就冲着顺产这些好处，
一定要坚定信念！！！
绝大多数人都能自己生。

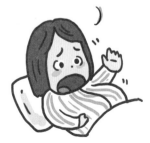

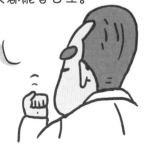

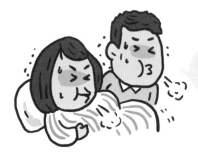

老公，又痛了……

老婆，来，咱们一起喘气！

这是以实际行动告诉他老婆，老公很在意你，老公愿意陪伴你忍受这种痛苦。这是正能量，有助于她放松精神，有助于她忍受这个过程然后顺利分娩。

深吸气 吐出来

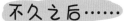

不久之后……

恭喜呀！顺利分娩，看你家娃儿，多漂亮！

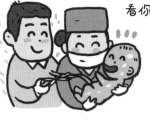

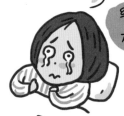

终于生下来了，太激动了！

别哭！不准哭！情绪太激动会导致产后出血！淡定，淡定！

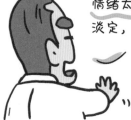

好的，好的。谢谢奎叔！

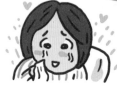

奎叔说

39 精神因素是顺产的重要条件

影响分娩的四大因素是产力、产道、胎儿、精神心理因素。精神心理因素听起来很虚幻，却是在实际分娩中最重要的因素。产道和胎儿基本上在分娩前就已经确定下来不会变了。而产力虽然是天然的，但是在很大程度上会受到精神心理因素的影响。

产力即宫缩。分娩需要宫缩，强而规律的宫缩。一个快乐、开朗的孕妈妈的宫缩更容易是强的、规律的，也就是有效的。而一个抑郁、焦虑、不开心的孕妈妈，即使一开始有好的宫缩，但是随着产程的进展和异常情绪的出现，宫缩可以变得不规律、不协调，也可以变得不够强，即使应用了促进子宫收缩的药物，如大家熟知的缩宫素，效果也很有限。

影响心情的因素很多：第一，孕妈妈本身的心理建设不够，不想尝试阴道分娩，即顺产，旁人给她的建议和帮助都被她认为是对自己的迫害；第二，看多了，甚至听信了网上或周围朋友的不良经历或谣言，自以为是，不想受二茬罪，其实就是自己给自己足够多的不良暗示；第三，从宫缩开始到临产的时间太长，导致身心疲惫；第四，家人，包括丈夫、父母、公婆等有异常情绪，甚至盲目干扰产程，导致孕妈妈心情很差。

上述这些不良因素都会对产力产生影响，要及时纠正。首先，要坚定顺产的信念不动摇，相信自己、相信医生，而不是听信所谓的"别人说"。其次，家人，尤其是准爸爸要从精神上给予充分支持，不能在孕妈妈感觉良好时，准爸爸先不耐烦了，对于孕妈妈的痛苦不但没有给予安慰，反而对孕妈妈过度刺激，甚至冲医务人员指手画脚等。另外，请孕妈妈相信自己的医生，医生会尽职尽责，使用包括无痛分娩或一些镇静的药物等使产程顺利进展。

总之，精神心理因素，从怀孕到分娩再到产后，都很重要。孕妈妈及家人要学会自我调节，尽量给予彼此正能量的暗示，互相扶持，积极配合医生，顺利度过人生这段特别又美好的旅程。

40 子宫肌瘤能在剖宫产时切了吗?

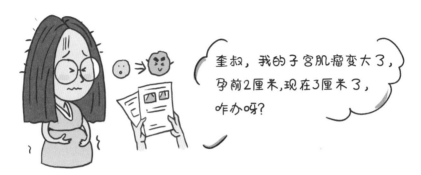

奎叔，我的子宫肌瘤变大了，孕前2厘米,现在3厘米了，咋办呀?

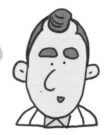

正常啊!

怀孕后激素水平明显升高,会刺激子宫肌瘤迅速长大。

定期复查就行!

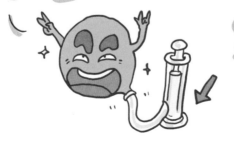

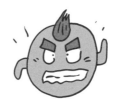

肌瘤会挤到孩子吗?

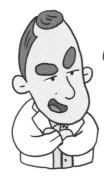

你想问的是影响孩子生长发育不? 不会的。
肌瘤如果迅速长大, 出现腹痛、发热,
有可能引起早产, 但积极治疗都很安全。

真正发生早产的很罕见。

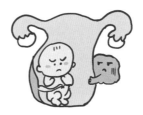

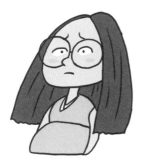

是不是就只能剖宫产,
然后同时把瘤子切了?

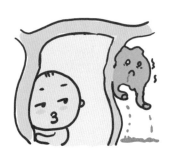

那可不行，子宫肌瘤不是剖宫产指征。
孕期肌瘤的血管会变得很粗，
剖宫产过程中剔肌瘤会出很多血，
而且不容易止血，很危险！

可以产后42天复查时再看一下肌瘤的大小，许多肌瘤都会缩小。
如果比较大需要手术，直接在肚子上打几个眼儿，
做腹腔镜微创手术就可以，出血还少。

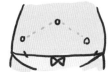

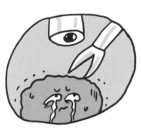

你呀，不要焦虑！
目前就让娃和肌瘤和谐相处哈！
如果腹痛或者发热及时来看急诊哦！

哦，和我想的不一样呢。
谢谢您。

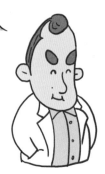

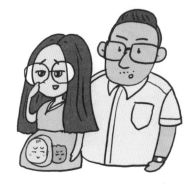

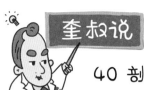

40 剖宫产时不常规切子宫肌瘤

子宫肌瘤的发生率很高，根据 2018 年《子宫肌瘤的诊治中国专家共识》，其发生率可达 25%—50%。也就是说，可能接近一半的女性都有子宫肌瘤，区别只在于是一个还是多个，大还是小而已。

子宫肌瘤对孕妈妈和胎儿有什么危害呢？

首先，孕妈妈可以放心的是，子宫肌瘤不会和胎儿争抢营养，也不会影响胎儿发育。其次，由于怀孕后激素水平明显升高，激素刺激子宫肌瘤迅速长大，从而导致子宫肌瘤中心的血液供应不足，出现异常，即红色样变性。此时，子宫肌瘤所在部位会出现明显疼痛，孕妈妈还会出现发热、宫缩，如果不能及时控制病情可能导致流产或先兆早产的发生。医院通常采用静脉输注抗生素，同时根据宫缩的情况进行相应的保胎治疗。只要治疗及时，绝大多数孕妈妈都会平安无事。最后，如果子宫肌瘤生长的部位特殊，导致胎儿不能在子宫内正常改变体位，可能造成胎位异常，如臀位、横位，或宫颈肌瘤或子宫下段肌瘤导致胎儿无法入盆，以致无法经阴道分娩，那么就只能剖宫产了。

子宫肌瘤和剖宫产是什么关系呢？

首先，子宫肌瘤不是剖宫产的指征，除非是上文提到的导致不能经阴道分娩的情况发生。所以，一般不会因为子宫肌瘤的大小和多少而直接选择剖宫产，还是要尽可能地尝试阴道分娩。其次，因为其他原因行剖宫产时，能否一起把子宫肌瘤切除呢？不建议这样做，除非子宫肌瘤位置特殊，导致手术无法进行或切口无法缝合。因为孕期子宫明显增大，血流丰富，子宫肌瘤的血管变得粗大，极不容易止血，切除子宫肌瘤时易导致大出血的发生。曾有某三甲医院的医生在剖宫产的同时切除了多个子宫肌瘤，结果术后腹腔内出血，发生产妇死亡的悲剧。

上面说的都是原则，具体情况还要具体分析，孕妈妈要和医生共同讨论，确定针对孕妈妈的治疗方案，平安顺利度过分娩期。

41 高度近视能顺产吗?

你现在已经足月啦,从今天的超声看,孩子大小也合适,等着自然发动就好了。

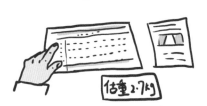

估重2.7斤

可我高度近视,两只眼睛都500多度呢!

能生吗?

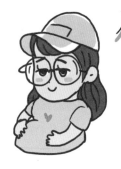

当然能生了!你这度数又不高,孩子又合适,怕啥?

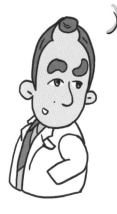

听说可能会眼底出血,视网膜剥脱?

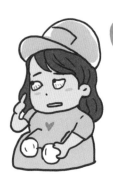

一般的近视，没有其他的内科合并症，也没有眼底出血或视网膜剥脱病史的话，发生意外的概率很小。

可万一呢？总有倒霉的呀！

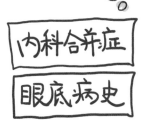

内科合并症

眼底病史

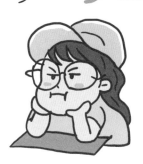

哎！你买彩票中过奖吗？为了以防万一，你可以到眼科门诊看看眼底有没有病变，没有的话基本就可以排除风险了。

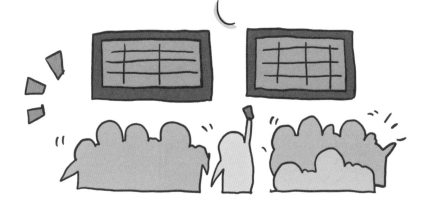

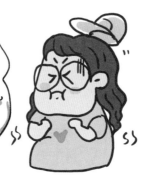

想起来就害怕，得生好几天呢。
听说生时要屏气用力，眼压肯定很高，
风险能小得了吗？

瞎想啥？
生好几天的并不是用了好几天劲儿，而是一直等着宫颈口完全打开！
屏气用力那得等宫颈口开全了才需要。在此之前，你是不用使劲的。

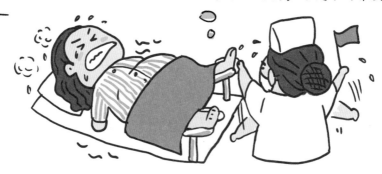

哦，是吗？那是我想错了。
不过，我还是去眼科看看吧，心里踏实。

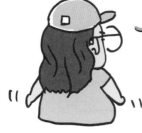

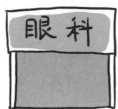

眼 科

奎叔说

41 近视是可以顺产的

现代社会，各种电子产品对人们的诱惑太大了，以致人群中近视眼的发病率越来越高。许多孕妈妈经常用手机上网，接受各种负面消息的熏陶，其中就有消息说近视眼不能顺产，可能会造成失明。真的会吗？

首先，在我国《剖宫产手术的专家共识（2014）》中，关于剖宫产指征的描述里，没有近视眼这一项。但是，还是会有一些医院把高度近视作为剖宫产的指征，有点类似于临产前做骨盆测量的意思。说白了，就是为了给剖宫产找个理由，没有剖宫产指征时拼凑一个。往往此时的孕妈妈由于种种原因，极其不想阴道试产。而孕妈妈的高度近视的定义是什么？高到多少度算高？ 500 度，600 度，还是 1000 度？没有明确的界定。

其次，关于一些孕妈妈担心的用力过度问题。经阴道试产时，何时开始用力呢？是宫口开全，即开到十指的时候，而不是刚刚临产的时候。刚刚临产时叫作进入第一产程，初产妇十指开全平均需要 8—16 小时，此时期比较痛，但是是不能用力的，否则容易出现宫颈水肿、难产等情况。近些年随着无痛分娩的普及，孕妈妈是有机会微笑着度过这个过程的。度过了第一产程，第二产程中就可以开始屏气用力了。而此时由于胎儿头部已经接近阴道口了，所以用力时间不会很长，1—4 小时不等。因此，由于屏气用力而导致眼内压力升高进而造成视网膜剥脱的情况是极其罕见的。

最后，还不放心怎么办？孕妈妈可以到眼科就诊，做眼底检查，看是否有视网膜病变。如果视网膜出现病变、出血，或者以前出现过视网膜剥脱的情况，为以防万一可以要求手术，此时大部分医院会放宽剖宫产指征。但是，即使孕妈妈有眼底病变，发生视网膜剥脱的概率也很低。如果眼底检查正常，那么无论近视度数有多深，都建议阴道试产。

42 剖宫产时，竖刀口比横刀口好?

奎叔，我这胎是臀位，只能剖了。
刀口选横的好还是竖的好呀?

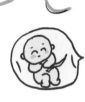
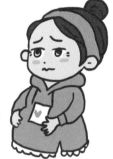

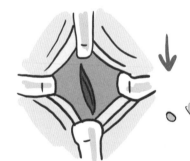

你说的横刀口还是竖刀口其实指的是肚皮，
进肚皮之后的都是竖刀口。

北京地区基本都是横刀口，
相对比较美观，
而且张力小，容易愈合。

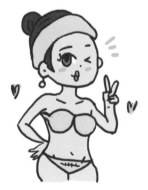

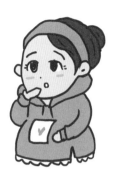

可我听说一些医院的大夫说竖刀口好。
这是为什么呀?

竖切　　横切

竖刀口相对来说视野更大一些。
就好像癌症的手术或者外科的腹部手术,
都是竖刀口, 操作容易一些。

所以, 如果你要剖个四五回的话,
横刀口进腹会比较困难, 胎儿娩出费劲, 而竖刀口相对会容易一些。

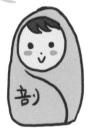 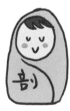

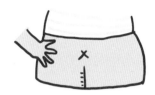

我可不想生那么多。
那我上次剖宫产是竖刀口，
这次还能变成横刀口吗？

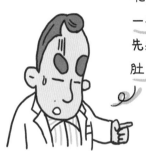

呃。行是行，问题是太难看了。
一般我们还会在原刀口处切，
先把原来的疤痕切掉，最后缝完了，
肚子上就只有一个疤痕，看着还好看一点。

否则……
就会出现双杠或者十字架……
你能接受得了吗？

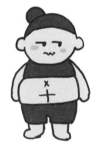

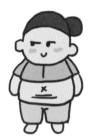

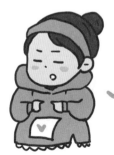

(⊙﹏⊙)是哈，
有点诡异……

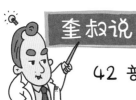

42 剖宫产刀口的选择要看自身的具体情况

随着时代的进步,孕妈妈对于剖宫产的要求已经不单纯是能解决问题了,还要刀口美观、手术过程舒适、术后恢复好等。其中,刀口美观是孕妈妈非常看中的一个方面。

到底是横刀口好还是竖刀口好呢? 首先我们要知道,手术这一刀下去切了多少层? 皮肤、皮下脂肪、筋膜层、肌层、腹膜层、子宫膀胱腹膜反折、子宫肌层、羊膜绒毛膜、最后到孩子,共有八层。肚皮上的切口有横有纵,但是由于左右两块腹直肌都是从上到下纵行分布的,而切口就在两块肌肉的中间,所以,无论皮肤怎么切,进肚皮之后的都是竖刀口。

那么,横刀口和竖刀口分别有什么好处呢?

横刀口位置较低,所以愈合后,穿比基尼都看不出来肚子上的瘢痕。因为刀口是横行的,所以伤口上下的张力小,疼痛程度会轻些。也是由于张力小,伤口容易愈合。横刀口的缺点是,切口不能切得太大,所以胎儿如果比较大,娩出时会比较困难。剖宫产的次数较多时,腹壁黏连严重,进腹困难。

竖刀口位于下腹正中,所以不太美观。这种刀口的好处是可以向上延长切口,术中可以探查上腹部的脏器,如肝、脾等,而且娩出胎儿时比较容易,尤其是多次剖宫产时。但是竖刀口的缺点也很显而易见。首先,伤口两侧张力大,不容易愈合,而且疼痛感会更明显。其次,在缝合时费时费力,且在缝皮时,基本都得丝线间断缝合,不像横切口,基本都可以皮内缝合,比较美观。

当然,剖宫产史的孕妈妈再次做手术时,一般常规是按照上一次手术的切口再次切入,以保证最终肚皮上只有一道瘢痕。

总之,剖宫产的横刀口与竖刀口各有利弊,可以在术前和主刀医生仔细商量后决定采取哪种方式。

43 择期剖宫产，突然破水了，去医院前能吃饭、洗澡吗?

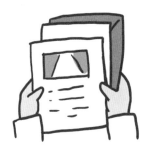

你现在已经38周了，孩子还是臀位，估计转过来的可能性不大了，自己生不了，到39周左右该剖宫产了。

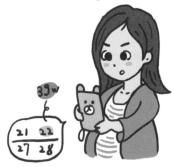

呃，一定要等到39周吗?
这两天不行吗?
39周时的星座……
不是太好……

啥? 星座? 你还成大仙了呢!

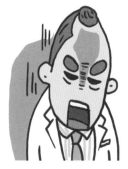

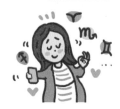

一般认为39周以后，孩子就彻底成熟了，那时分娩并发症少。
但是如果你在那之前宫缩很频繁的话，可能就得提前手术了，
以防突然破水或临产，孩子有危险。
尽量择期手术，做好准备，会安全些。

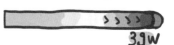

39w

明白了。
那我手术前需要做什么准备呀？
术前一天是不是得好好洗个澡呀？

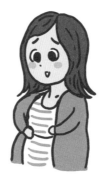

洗澡是可以的。但是要注意：
第一，洗澡水不要太热。
第二，洗澡的时间不要太长，
否则容易引起宫缩。

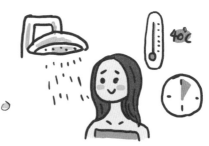

40℃

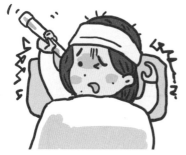

好的好的，我得认真洗洗，
要不坐月子洗不了澡，多难受。

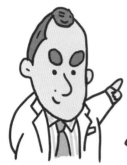

这是完全错误的观点。
无论是顺产还是剖宫产，
生完孩子过两三天基本恢复就可以洗淋浴了，
只不过要注意，别着凉。

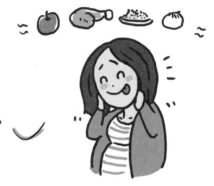

听说手术当天不能吃饭？
我想术前一天吃顿大餐，
把之后的损失提前补回来。

那倒不至于，又不是上刑场，还得吃个饱饭……
术后早点活动排气后，就可以正常吃东西了，术前正常吃就好。
还要注意，术前一天要好好睡觉，这样对第二天的手术有好处。

明天就能见到宝宝了

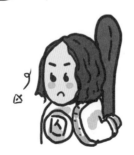

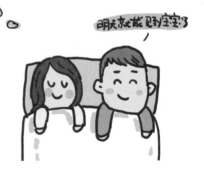

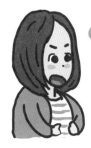

如果突然破水或者宫缩特频繁咋办啊？

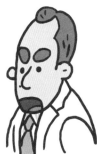

如果破水了，要立刻躺到床上，抬高臀部，打120或999，让救护车用平车送你来医院。如果宫缩频繁，就尽快来医院急诊就诊就好了。

来急诊前，可以先吃点东西，再洗个澡吗？

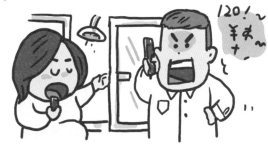

120!

不可以！
那时你和孩子已经很危险了，要马上来医院看急诊，可能要马上做手术，不要耽误时间！你现在就可以把来医院要用的东西准备一下，包括所有病例资料、各种证件、钱、手纸、卫生巾、充电器等，一旦有状况，拿包就走，不用现收拾。

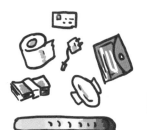

待产包

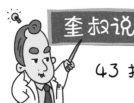

43 择期剖宫产前要做这些准备

剖宫产是解决难产的一种手术，而非常规的分娩方法。本文说的剖宫产是指择期剖宫产，而不是急诊手术，也就是说孕妈妈由于一些特殊原因，不经阴道试产，直接择期手术。一般足月后就会确定是否需要择期直接剖宫产。

择期剖宫产的原因包括：前置胎盘、血管前置、骨盆畸形（如车祸后骨盆骨折导致骨盆异常愈合）、胎位异常（臀位、横位）、瘢痕子宫（子宫肌瘤剔除史、剖宫产史）、多胎妊娠等。

这些原因中，大部分是完全不能试产的，少数有试产机会，但是孕妈妈并不想冒风险。

我们先说无紧急状况下的择期剖宫产。

无紧急状况下的择期剖宫产一般在孕 39 周后进行，少数特殊情况，如前置胎盘、血管前置等，需要在足月后立刻手术。术前一天正常饮食即可，进食过多、胃肠道负担过重，会导致睡眠差，同时不利于手术麻醉的安全。术前 8 小时内不吃东西、不喝水。曾经有孕妈妈术前竟然喝了许多奶，还声称"没喝水呀"，很是让人无语。也没必要术前洗澡，如果非要洗，时间一定要短，水温不要太热，否则可能造成过强宫缩、破水或阴道出血，进而需要到医院急诊手术，这就无形中增加了孕妈妈和胎儿的风险。术前一天要好好睡觉，好的休息有利于第二天的手术，能确保麻醉效果好、子宫收缩好，从而降低产后出血的发生率。

再说一下紧急状况下的择期剖宫产。

在足月后已经明确要进行择期剖宫产的孕妈妈，如果出现规律宫缩、破水或阴道出血，则应该马上到医院检查，一般会做胎心监护确认胎儿宫内状态，必要时行急诊剖宫产术终止妊娠。而在此时，由于事出紧急，一般孕妈妈并不知道自己和胎儿的状况如何，所以不要在家洗完澡、吃完大餐后再去医院，那样可能会威胁到孕妈妈和胎儿的安全，且不利于医生做出判断。如果胎位是臀位或横位，突然出现破水时，会担心脐带脱垂进而威胁胎儿生命，尽快到医院就诊才是最重要的。这时孕妈妈要叫救护车，将臀部抬高，让医护人员用平车或担架将孕妈妈转运到医院。

至于是否吃饭、洗澡，应该由值班医生决定，不要擅作主张。由于手术后6小时就可以下床，大部分孕妈妈会在24小时内顺利排气，而只要排气了，就可以正常进食，所以，术前不要暴饮暴食。另外，术后3天就可以洗淋浴，也不需要担心整个月子期间没机会洗澡的问题。

除此之外，无论是急诊剖宫产还是择期剖宫产，术前都应该准备好现金、各种证件、手机充电器。至于其他物品的准备，可以咨询你的产检医生。提前把所有要准备的东西放到一个包中，保证随时可以拎包就走，防止出现特殊情况时手忙脚乱。

44 头胎剖宫产，二胎也必须剖吗？

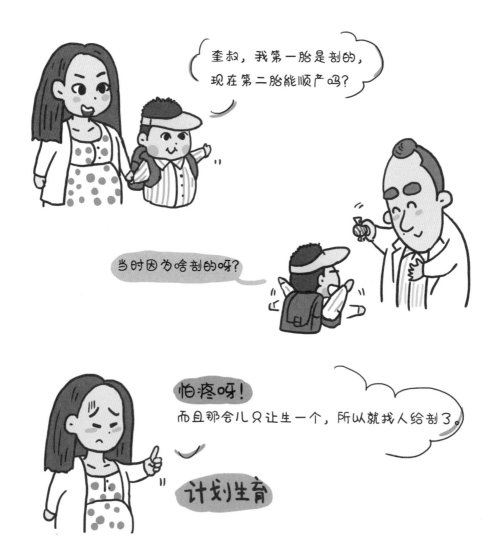

唉！这次是有机会尝试顺产的，有个名词叫TOLAC，
不过需要满足几个条件：

1. 孩子不要太大，六七斤最好。
2. 最好要自然临产或者破水。
3. 一般不引产。
4. 要在有相关技术条件的医院试产，不是随便哪家医院都可以。

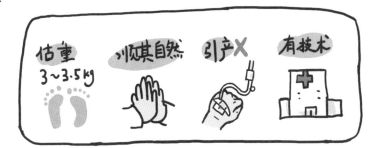

如果一直不临产破水，怎么办？
实在想试试自己生的话，真没办法了吗？

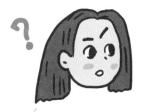

大多数医院此种情况不引产，实在没动静，就在预产期前后做剖宫产了。
很想自己生，就具体情况具体分析。有的医院是可以催引产的，
采用宫颈扩张球囊配合缩宫素来改善宫颈条件，并催产。

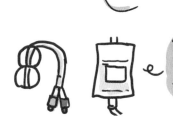

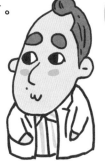

虽然你很想顺产，但是你要知道TOLAC的风险。
你的子宫上还有一个大瘢痕呢！
随时都有子宫破裂的风险。
一旦破了，可能危及大人和孩子的生命！

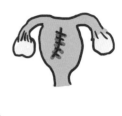

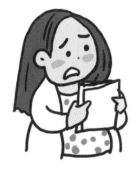

可每次超声检查都说我的
子宫下段厚度很厚的呢，
应该破裂的风险很小吧？

不是的。破不破与厚度没关系，和子宫瘢痕的弹性有关系。
所以即使很厚也不能说明风险低。

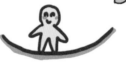

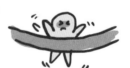

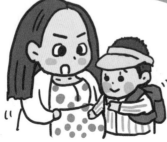

真长知识，看来不能钻牛角尖啊！

生命千万条 安全第一条

44 剖宫产术后经阴道试产需要的条件

目前，许多做过剖宫产的孕妈妈再次怀孕时想尝试顺产。我们经常在科普文章上见到 VBAC 和 TOLAC 这两个英文缩写。TOLAC（trial of labor after cesarean）是"剖宫产后阴道试产"，而 VBAC（vaginal birth after cesarean）是"剖宫产后阴道分娩"。简单来说，剖宫产后，仅仅是阴道分娩的尝试（过程）是 TOLAC，阴道分娩成功（结果）则为 VBAC。现在，咱就来扒一扒 TOLAC。

TOLAC 的条件：第一，上次剖宫产切口在子宫下段（子宫下段横切口剖宫产）。注意，此切口指的是子宫上的切口，不是肚皮上的切口。具体情况要问当时的主刀医生或看手术记录。第二，孕妈妈已知 TOLAC 的风险且自愿尝试。最大的风险是子宫破裂，胎儿缺氧窒息甚至死亡，孕妈妈大出血。不愿尝试的可以选择再次剖宫产。第三，胎儿大小适中，3—3.5公斤最好。当然，4 公斤及以上的巨大儿也有成功案例，但子宫破裂或者难产等风险都明显增加。第四，最好自然临产或破水。这样宫颈条件相对比较成熟，成功率高。当然也可以在孕 39 周以后引产。目前只有宫颈扩张球囊改善宫颈条件和缩宫素催产，没有更好的办法。第五，超声提示子宫下段连续。许多医院喜欢测量子宫下段最薄处的厚度，认为小于 2 毫米就太薄了，实际是自欺欺人。因为到了孕晚期，超声根本找不到上次手术的瘢痕在哪里，如何去量呢？且这个厚度本来也没有正常值，测一下有什么意义呢？所以，只要下段连续，没有中断或囊性暗区凸向膀胱，即不属于先兆子宫破裂，就可以试产。一些医院连"连续"这点也不看呢。第六，最重要的一点是，你所在的医院有能力提供严密产程观察与监护，且一旦发现异常可以立即剖宫产。如果能在 20 分钟内将胎儿娩出就已经很好了。

另外，如果上一次剖宫产是在开了宫口后做的，则成功的概率明显增加。而在试产过程中，需要严密监护，并不是所有的 TOLAC 都能成功，有可能受二茬罪，需要有充分的心理准备。

综上，第一次剖宫产后，第二次怀孕时（少数两次剖宫产史）是有机会尝试经阴道分娩的，但需要充分做好准备，选择有条件的医院。最重要的是，要安全，不要钻牛角尖，顺其自然，成功的概率还是很高的。

45 近足月了，见红、肚子疼、破水就要打救护车去医院？

你已经36周了，
随时都可能会生。
所有孕期的检查结果
都要随身携带。
万一看急诊，
就可以直接拿给大夫。

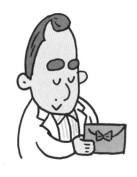
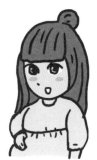

那什么时候要
来看急诊呢？

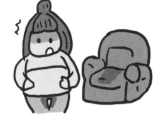

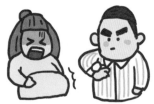

破水，特别规律的肚子疼
要马上来医院看急诊。

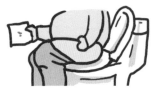

见红千万别来，来了也白来。

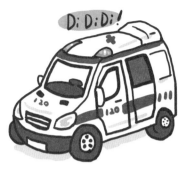

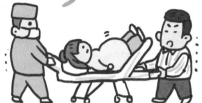

破水是不是就得马上躺下，抬高臀部，叫救护车呀？

你说的是没入盆的情况。
如果入了，就可以指挥家人送你去急诊，
让救护车干更紧急的事儿吧。
你现在已经浅入盆了，放心吧！

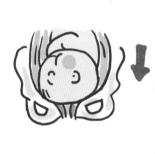

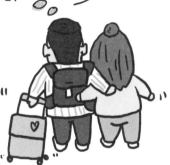

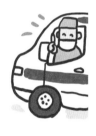

肚子疼了就马上来医院吗？

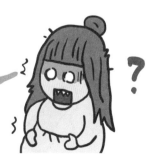

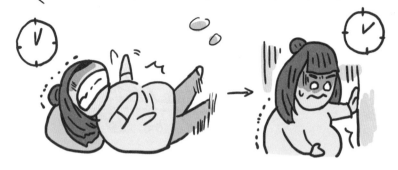

初产妇规律肚子痛才行。
疼得很难受，不能忍了，就可能是要动产了，要到医院来看。

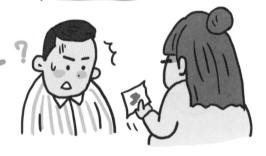

真不去医院啊？

那见红一定不用来吗？

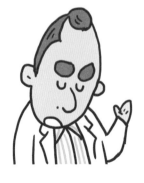

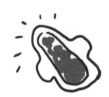

除非出血量比较大，
像月经量那么多，
要马上去医院。

明白了，那奎叔……
万一到预产期了还没动静，是不是就一直等下去呀?

不着急~
瓜熟蒂落

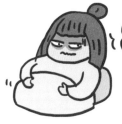

那可不行啊!
你可以去看看，
冬天的柿子树上，
经常有柿子都烂在树上了，
也没落下来!

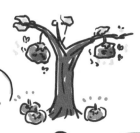

汗……
那咋整?

如果检查都正常的话，
怀孕41周还没动静，就该催产了。

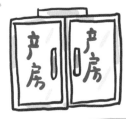

哦……
希望我能自然生啊!

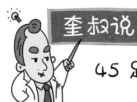

45足月以后，这些状况要去医院看急诊

孕妈妈在进入孕37周之后就是足月了，这时应该把待产包准备好，随时等待迎接小生命的诞生。许多孕妈妈总是很疑惑，到底什么时该来医院看急诊呢？

首先说见红。见红就是足月后阴道少许出血，一般是淡红色或暗红色，量少，可伴有阴道鸡蛋清样或鼻涕样黏液排出。虽然妇产科学教科书上说，见红之后72小时内可能动产，实际上并不一定，每个人都不一样。这时不用着急来医院，有规律宫缩或破水再来看急诊。否则来到医院，无规律宫缩，也没破水，还是要回家观察，而且何时真正动产也没法预测。

其次说破水。破水的感觉就是"哗"的一下，内裤湿透了或者床单湿一大片，热乎乎的，无法控制，此时应该马上到医院看急诊。是否应该躺下抬高臀部，叫救护车呢？这取决于胎儿的头是否入盆了，医学上说"是否浅定了"。在孕36周开始的每周产检时，可以主动询问医生。如果是浅定了，则破水时可站、可坐、可走，通知家里人开车送你去医院就好；如果头没入盆，是浮着的，则真的要叫救护车用平车送你去医院了。如果是不典型的破水，判断起来很困难，还是要到医院请医生做特殊的检查来明确。

最后，最重要的症状该出场了，就是规律宫缩。出现规律宫缩要马上到医院去看急诊。什么是规律宫缩呢？就是能使宫口打开的宫缩。在这里分初产妇和经产妇两种情况。

先说初产妇。第一次生孩子一般产程时间比较长，开宫口比较慢，应该在出现下列情况时看急诊：宫缩很强，疼得睡不着觉，或者睡着觉能疼醒；宫缩间隔时间越来越短；宫缩持续时间越来越长；出现憋气、出汗、腰酸痛。有孕妈妈说："我要不要住在医院边上呀？怕堵车来不及！"真不用，绝大多数初产妇生得都很慢，8小时内生出来就算快的了，所以即使堵车2—3小时也没事。

再来说经产妇。如果经产妇和初产妇一样的标准，估计就要生在路上了。经产妇产程进展比较快，有两种情况要来看急诊：第一，肚子不痛，但是宫缩很规律，3—4分钟或4—5分钟一次，每次很强，能持续1小时；第二，宫缩不太规律，10分钟、15分钟、20分钟疼一次，且有很明显的疼痛感了。虽然也可能是假性宫缩，即孕妈妈常说的"诈和"，但是也比生在路上强，不能麻痹大意。

如果到了预产期，无合并症，超声正常，胎动正常，我们可以最晚等到孕41周，如果还没动静，就得催产了，要在孕42周（过期产）之前娩出胎儿，否则胎儿在宫内的风险明显增加，不能无限制地等待。

2018年12月，在《新英格兰医学杂志》（The New England Journal of Medicine, 简称 NEJM）上发表的研究显示，孕39周以后即使没有引产指征，仅仅是自己想引产，其结局和等着自然临产的结局是一样的。世界范围内的产科医生都在讨论这件事。没准再过个一年半载的，引产的指征就真的改了呢？

足月后，提前做好充分的物质上和心理上的准备，出现不同的情况时要淡定，沉着应对，一切都会很顺利的。

46 无痛分娩真的不疼吗?

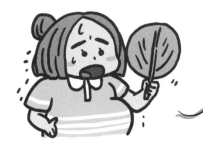

奎叔,我都39周了,咋还没有动静呀?
啥时候能生呀?

这我真不知道哇,
得看你家娃自己想啥时候出来。

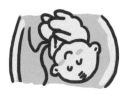

我周围的姐妹都生了,就差我了。
她们都说可疼了,要不您给我剖了得了!我本来就很怕疼……

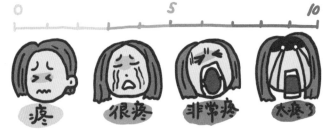

哪有那么夸张!
我们有无痛分娩的。

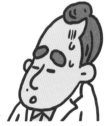

真不痛吗？我的姐妹说即使打了无痛，也还是疼的。
快开全的时候还把无痛给停了，
可疼了，缝伤口时更疼。
想想身上就起鸡皮疙瘩。

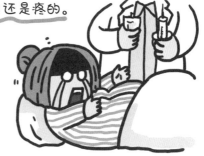

一些医院的无痛分娩给药量少，虽不影响下地活动，
但只是减轻疼痛，不是完全不痛。

减轻疼痛 ≠ 无痛

不过还有一些医院的无痛分娩是真的不疼，
相当于半身麻醉，一直到生完，
缝完伤口才停药，不能下地活动，
打完就彻底在床上休息了，还要插尿管。

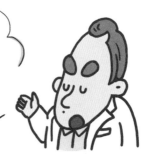

一直躺床上，
插尿管，
那不难受吗？

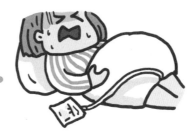

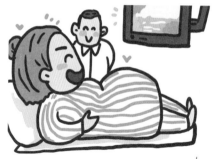

因为打完无痛才插尿管，所以不难受，而且不用再想着去厕所了，多省事！可以睡一觉，充分养精蓄锐，看电视，刷朋友圈，等宫口开全使劲就可以了。

是这样啊，那我倒是可以试试。我回去等着啦！

无痛分娩的操作和剖宫产麻醉的操作相同。
如果能下决心剖，干吗不试试无痛分娩，自己生一下？否则不觉得亏得慌吗？
另外，除了好好树立信心顺产，还要再接再厉控制好体重，
不要让孩子长得太大哟！

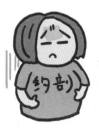

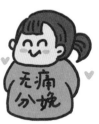

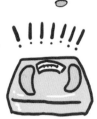

遵命。
咬牙坚持最后半个月就彻底解放啦！

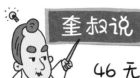

奎叔说

46 无痛分娩是最人道的促进自然生产的方法

一提起生孩子，大家首先想到的是撕心裂肺的尖叫声，之后夹杂着孩子的啼哭声。虽然现在有了无痛分娩，可以最大限度地减轻孕妈妈的疼痛，但是普及率并不高，而且大部分享受到的孕妈妈又觉得与自己的期望值相差较远。下面就来说说无痛分娩。

无痛分娩是一种麻醉方法，在孕妈妈腰部穿刺置管、打麻药，与剖宫产的半身麻醉相似，作用就是为了不疼。它的禁忌症不算多，主要有凝血功能异常、腰部疾病（如腰椎间盘突出）、对麻药过敏等。对于大多数孕妈妈来说，无痛分娩是可行的。

什么时候能开始打无痛呢？一般来说，临产后就可以打，即宫口开大一指了，但在临产前是不能打的。当然，从没临产到临产开指这段时间还是有疼痛的，需要用导乐球、活动、改变体位、深呼吸等方法来缓解。

打了无痛会使产程变慢吗？会。这个结论已经经过国内外多项研究证实。但是我们要明确，无痛分娩就是为了不痛，产程的延长在可接受的范围内，而不是无限制地等待。如果没了无痛，让孕妈妈直接面对分娩的疼痛，可能绝大多数孕妈妈都等不到宫口开全，就已经全家上阵要求剖宫产了。

打了无痛真的不痛吗？有的医院的无痛打完还会痛，希望孕妈妈以最快的速度分娩，所以这里做的其实是减痛，而不是真正的无痛。真正的无痛，就是不疼，在舒适的情况下等待着宝宝的降生。此时给药量会增加，整个下肢不能活动，需要插尿管。这样即使最终没顺产还是剖了，孕妈妈也没有受二茬罪的感觉，因为没有痛不欲生的感觉。所以说，无痛分娩是最人道的事情。

无痛有什么副作用吗？常见的是发热，分娩过程中也可以使用安全的退烧药，产后就没事了。有的孕妈妈说，腰上扎了一针，产后会腰痛不适。产后的腰痛和腰部不适主要是由于缺钙、哺乳姿势不正确等导致的，一般与无痛操作无关。

说了这么多，还会有孕妈妈为是否打无痛而纠结。我的建议是，跟着感觉走，痛就打，不痛就不打。

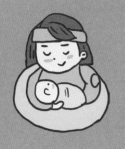

产褥期

产后 42 天（产后 6 周）复查子宫、双附件以及腹部或会阴伤口的恢复状况。如果无阴道出血，可行盆底肌功能检测，必要时做康复治疗。

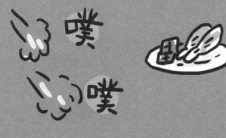

47 保留脐带血能治很多疾病?

奎叔,我看到了脐带血的宣传。您说我保留吗? 真心不便宜呀!

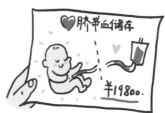

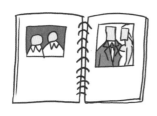

这就要看你个人的想法了。结婚一定要照婚纱照吗?

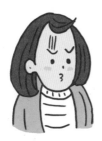

啊? 照哇! 做四维时您也这么问……

哈哈哈,是吗? 那你可以选择保留脐带血。

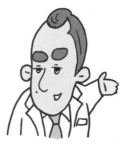

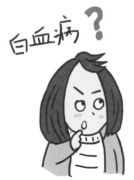

白血病？

是不是可以治疗很多疾病啊？

是的，
最成熟的是用于白血病的骨髓移植。

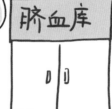

脐血库

不过，有一些基因变异导致的白血病
是不能用自己的脐带血的，
还得用别人的脐带血。

哦，这样说的话……
说明用上的机会比较小是吧？

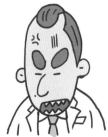

你还真准备用上啊？
那不是诅咒自己吗？

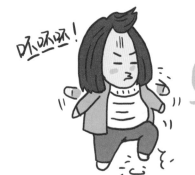

呸呸呸！

是呀，呸呸呸！
怎么又钻牛角尖了！

你可以选择
把脐带血捐出去，
能救别人的宝宝
也很好哇！

做了善事，
自己也不用花储存费了。

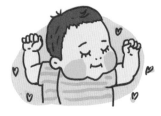

自己存也行，但是要抱定信念，就是给孩子一个美好的祝福。
不要指望能用上。

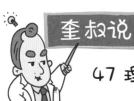

奎叔说

47 理性对待脐带血和胎盘

孕期进行产检时，产科门诊外经常会有相关公司的工作人员对储存脐带血进行介绍，还有的公司是做储存胎盘或脐带间充质干细胞的，其实和储存脐带血的意思是一样的。

胎盘或脐带血中有一种细胞叫"干细胞"，在特定条件下可以转变成人的各种器官的不同的细胞，比如现在最火的骨髓移植。如果是成年人捐献骨髓的话，需要烦琐的配型，配对成功后才能移植，而大多数人就是因为无法配对成功而失去生命。而从脐带或胎盘中获得的干细胞配对成功的概率比较高，且更容易获得，近些年应用得越来越多，成功的案例不胜枚举。尤其是自体储存的干细胞，不存在配型的问题，应用方便。但是，一些特殊类型的白血病是基因异常造成的，无法使用自己的脐带血，还需要找其他人进行配型。有人研究尝试将脐带血应用于其他疾病，如脑瘫等，但是并没有获得医学界的认可，还处于研究阶段。

有许多孕妈妈一听说储存脐带血可以治病，相当于给孩子上了一个保险，就两眼放光，一定要自己储存脐带血。这不是不可以，但是要知道，那仅仅是保险而已，千万别当真。我们的目的只是上保险，并不期盼真的用上，也没想过要把花费的钱赚回来，否则就真是诅咒自己了。

当然，是否能储存脐带血，还要咨询分娩医院。留的过程中，如果孕妈妈有感染的情况，或者储存的血量不够多，都可能储存失败。

总之，孕妈妈只要找的是正规的储存脐带血或胎盘的公司，都可以储存脐带血或胎盘，根据自身情况，量力而行。捐献或自存纯属个人意愿，无论是哪种情况，都是对自己的孩子或别人的孩子的一种祝福，能想到这一点就够了。

48 剖宫产后要喝萝卜汤帮助排气？ 躺24小时以后才能下床活动？

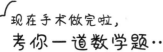
现在手术做完啦，
考你一道数学题……

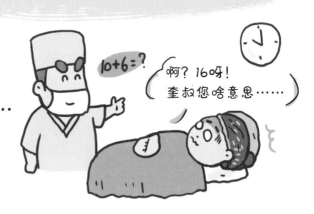
10+6=?

啊？16呀！
奎叔您啥意思……

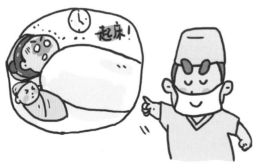
聪明！答对了！
16点就是下午四点，
就是说下午四五点你就可以起床啦！

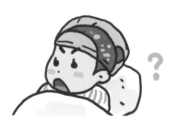
啥？
不是得躺24小时才能起床吗？
这么早就可以起？

那是以前。
现在麻醉水平提高了，术后6个小时，
两条腿恢复知觉就可以起床啦。

嗷！！！！！！

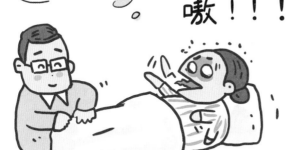

那肚子得多疼啊？

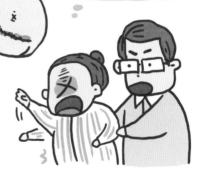

剖宫产后第一次起床都挺疼的。
但是有技巧呀！
不是让你直接下地满楼道溜达……

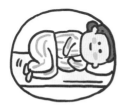

1

要下地的时候，
要先侧过身子，
把腿蜷起来。

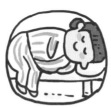

2

然后把腿
放到床下去。

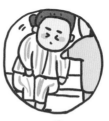

3

再用底下的
胳膊支撑身体
尝试坐起来。

4

坐起来后
先喝点水。

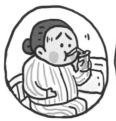

5

体力可以的
话再站到床边，
尝试走几步。

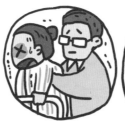

6

稍微弯着点腰，
走两三步后
歇一会儿再走。

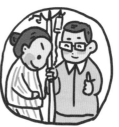

可……
您说为啥非得下地
给自己找罪受哇？

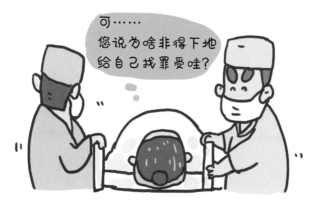

早下地活动可以早排气，排气了就能正常进食了。然后可以早下奶呀！
而且排气好，肚子不胀气，刀口也不会疼得厉害。

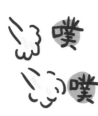

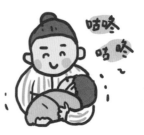

听说喝萝卜汤会促进排气，是吗？

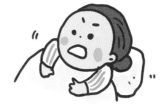

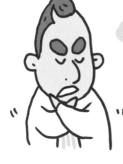

千万别！ 通而不畅的时候，才喝萝卜汤。

如果没排气就喝萝卜汤，
还一直躺在床上，
肚子会胀气很厉害，
伤O也会很疼。

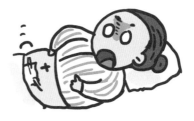

明白啦！
明天我一定站在床边
等您来看我！

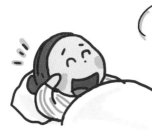

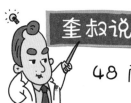

奎叔说

48 产后48小时是产后恢复的关键时间段

产后的 24—48 小时很关键，关系到能否以最快的速度恢复活动，远离和分娩相关的痛苦。无论是顺产还是剖宫产，都应尽快下地活动，顺利解出大小便并排气，从而恢复正常进食，然后下奶。这个过程持续的时间越长，遭受的痛苦如腹胀、伤口痛、全身不适感就越持久。

到底应该如何做才好呢？

对于顺产的产妇来说，由于没有腹部伤口，可以认为分娩后就是正常人了，马上就可以吃东西、喝水，没有忌口。由于分娩时体力消耗巨大，最开始要吃一些易消化同时促进排大便的食物，比如水果。因为大部分人会有会阴的伤口，无论是撕裂还是侧切，能尽快顺利排便很重要，否则大便干燥加上下面疼痛会导致每次大便都痛苦异常。在适当的休息之后，就可以尽早下地，开始恢复性的活动了。解小便也有技巧，可以听水声，温水熏外阴，放松，不要用力去挤，否则小便解得更困难。

对于剖宫产的产妇来说，这个过程会更难过一些。由于腹部手术会影响一些肠道功能，医生会建议排气之后再正常进食。顺利排气就是胃肠道恢复功能的一个标志，而及早下地就变成了关键问题。早下地可以促进胃肠运动，从而尽快排气、尽早正常进食，减少手术造成的腹腔内粘连，降低因卧床而导致的下肢血栓的发生率，促进子宫内积血的排出降低产后出血的风险。由于现在麻醉水平及器械的改进，术后 6 小时就可以开始尝试下床，而且术后麻醉相关的并发症（如头痛）的发生率明显降低。

下床是一个循序渐进的过程，不能操之过急，要分步骤进行。

1.先在床上坐起来，饮水，无头晕不适的话，将双下肢放于床下，坐在床边。

2.在家人和护士的帮助下，扶着床栏站起来。

3.在床边走几步后再回到床上。

每一个步骤可以耗时几分钟、十几分钟或半小时，原则是不头晕、不腿软、无其他不适。一旦顺利下了床，就可以在不累的前提下，多次尝试恢复性走动。这时，就可以洗脸刷牙了。卧床时间越长，胃肠功能恢复越慢，胀气越明显，导致腹胀，伤口被牵拉，疼痛也会更明显。因为没排气，胃肠功能没恢复，所以此时不能喝萝卜汤或糖水等产气的食物，否则会导致腹胀更严重。这些排气的食物可以在已经排气但不是很通畅的时候，即通而不畅时食用。一旦顺利排气，则腹部张力降低，不适感会明显减轻，之后就是正常进食和正常活动了。

实际上，能够顺利解大小便，能够正常进食活动后就可以洗淋浴了。虽然"老话说"生完孩子不可以洗澡，但只要洗澡水别太热，洗澡时间别太长（15—20分钟为宜），洗完澡后在浴室里吹干头发、擦净身体、穿好衣服再出来就没有问题，湿漉漉地出浴室有可能着凉感冒。洗完澡，换完衣服，相信你一定备感清爽！

总之，产后尽早下床活动，有利于身体尽快恢复，减少产后的疼痛和不适感。顺产主要看解大便情况，必要时可以用开塞露帮助排便。剖宫产主要看下床活动和排气。在产后的24—48小时内尽早完成这些规定动作，就可以开始正式坐月子了。

49 月子里吃水果要烫一下？菜不能放盐、放调料？好多东西吃了会回奶？

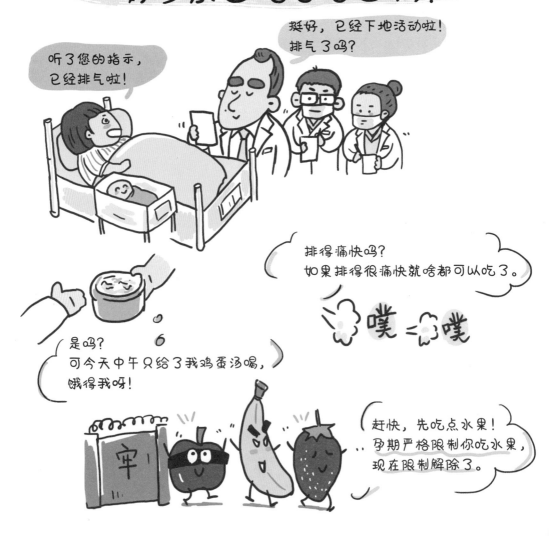

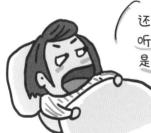

还可以吃水果？
听说水果是凉性的，不好。
是不是得用开水烫一下或者煮一下才能吃呀？

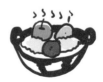

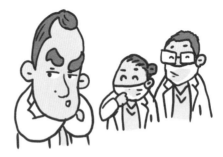

谁说的？有啥依据？！
煮了的水果咋吃呀？！
水果放到室温就可以吃了，
好消化，还有利于通便。
西瓜、香蕉、苹果啥的都可以吃。

对了！

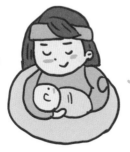

听说月子里不能吃盐？

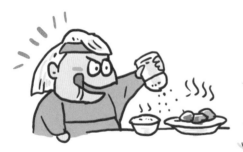

那不成白毛女了！
不放盐的饭菜哪有胃口吃呀？
只是别吃太咸的菜，
正常的盐是可以吃的，每天6克。
还要注意补钙！

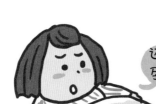

还是吃钙片、喝牛奶吗？
孕期一直这样补呢。

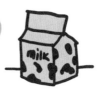

是的。而且要多喝牛奶，当水喝。纯母乳喂养时，孩子的钙也都来自母亲。
而且那些所谓的月子病，比如掉牙、腰痛、四肢关节痛等都可能和缺钙相关。

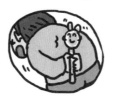

好的！
网上还说一些调料、食品不能吃，
说会回奶，是真的吗？

不是。都可以吃。
但是要适量，
只要不吃到
拉肚子就没事。

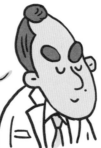

谢谢奎叔～

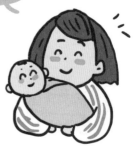

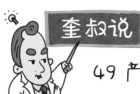

49 产褥期要科学地衣食住行

产褥期其实就是我们通常所说的"月子"。除了乳房以外，产后所有器官、系统恢复到孕前状态大约需要 6 周的时间。所以，一般要求产妇产后 42 天回医院复查。外国的孕妈妈产后很快就洗脸刷牙、洗澡、活动了，所以整个人特别清爽，神采奕奕。而我们的孕妈妈就真的"坐"月子了，不这样、不那样，弄得整个人都不好了。

产后具体应该怎么做呢？穿得要宽松透气，吃得要清洁卫生，还要注意补钙。房间要通风，活动要循序渐进。另外就是要注意产后的情绪问题。解决产妇的情绪问题最重要的是家庭成员的支持。产妇每天睡不好觉，还要照看孩子，很容易产后抑郁，产后抑郁可能造成极其严重的后果。因此，家庭成员一定要重视！当然，也要留心产后的身体不适，如出现发热、出血、伤口异常等，要马上就医。

产后谣言泛滥，咱一一破之。第一，产后饮食。产后吃东西没有禁忌，以干净卫生为原则。月子餐可以正常放调料，也可以放盐。根据国家营养学会推荐的标准，一天可以吃 6 克盐。水果可以吃，室温洗净即可，不用特殊处理。水果易消化吸收，且促进肠道运动，是促进产后恢复的重要食物。如果本身就不喜欢吃水果、不喜欢放调料，也可以不吃。第二，产后下奶。现在流行许多下奶方法，如喝鲫鱼汤、猪蹄汤、米酒（醪糟）等。其实汤里没什么营养，反而好多油，营养都在瘦肉里！瘦肉里！瘦肉里！重要的事情说三遍。如果奶水不够，就多喝水或牛奶；如果奶太多，就少喝点。第三，产后室内温度。室内温度应保持在 26 度左右，要通风，防中暑。夏天时，空调、风扇都可以用，但不能直吹，别冻感冒了；冬天时，穿得暖和就好，不要捂着。产后褥汗很多，要适时洗澡，保持清洁。第四，日常活动。可以下地活动，可以正常出门，不用大夏天非得戴头巾。近些年由于愚昧地坐月子导致产妇肺栓塞或中暑死亡的案例并不少见，称之为谋杀一点也不为过，大家要引以为戒。

总之，产后的确是一个特殊时期。现代女性要相信科学，按照自身的具体情况循序渐进，让身体和心理以最适宜的速度恢复如常，此为王道也。

50 吃胎盘是大补吗?

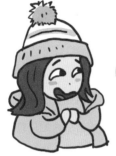

对了,奎叔!
生完孩子是不是要把胎盘吃掉啊?

嗯,动物生完小动物
都吃胎盘补充营养……

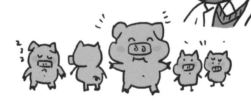

呃,那我用吃吗? 听说大补呀!
用胎盘包包子、做胶囊啥的?

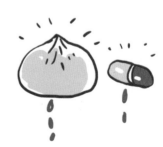

现在人的生活条件那么好，不缺营养，用不着做这么怪异的事情！

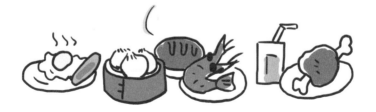

胎盘可是好东西！

可总有人说，胎盘还是药材呢，好像叫紫河车？

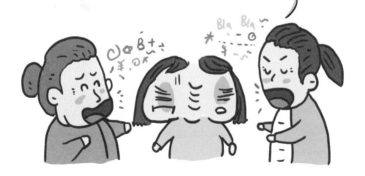

中医提到的紫河车是指特定的胎盘，不是啥胎盘都能吃呀！

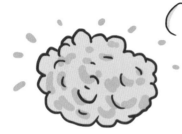

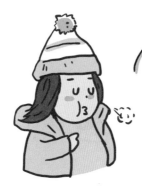

那太好了，不用吃了！
吃自己的肉想想都吓人……

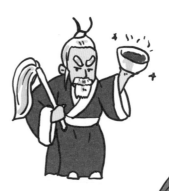

倒是没人忽悠您在产房接一碗脐带血，
当场喝下去？

您说的这个太恶心了……

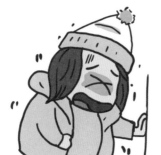

50 产后应该均衡饮食，不要被误导

我们的孕妈妈似乎都崇尚"坐月子"，由此而带来一大堆所谓的"老话说"，其中大多数在人们的认知水平逐渐提高后被摒弃掉了。但是，有一个谣言流传甚广，如今更得到了"发扬光大"，那就是，产后吃胎盘大补。

旧时，是将胎盘洗净，剁成馅，包饺子、包包子。现在，可以上门服务，把胎盘当场打成粉，做成胶囊，真是方便快捷。更有人拿动物做对比教育产妇："看，动物们生完小孩就把自己的胎盘吃掉，增加营养！"的确，动物经常忍饥挨饿，吃了上顿没下顿，生了孩子，正是身体最虚弱的时候，万一遇到天敌，还得逃命。但是，你什么时候见过动物生了孩子之后，有吃又有喝，被其他动物伺候着坐月子的呀？

其实，胎盘是胎儿的一部分，是胎儿从母体获得氧气养料的重要器官，里面含有比较多的女性激素，其本质和瘦肉差不多，含有的那些激素产妇也并不需要。所以，吃胎盘大补就是个伪命题。孕妈妈如果真有心，就好好查查中医的书，看看到底什么是紫河车，适用于什么疾病，有什么功效，不要人云亦云。

那么，产后到底吃什么最补呢？正常吃饭，均衡饮食就好。鸡、鱼、肉、蛋、奶、蔬菜、水果、主食，均衡着吃，不用故意多吃。具体来说，奶量不够时多喝水；奶质量不够好时，多吃肉；奶量充足时，不要多喝汤汤水水。而且再次强调，不要喝太多肉汤，因为里面除了油和水没什么营养，油腻，不好消化，热量太高，催肥，还容易堵乳腺管。现在城市中的产妇营养都好得很，不需要再额外多增加营养。另外切记，产后要像孕期一样继续补钙，这样母乳里的钙才充足，孩子吃母乳才不容易缺钙。

总之，产后不用特意大补，吃一些奇怪的东西，吃得太多反而有可能对身体不利。

奎叔很不同，跟一般医生很不一样。

在孕期，一般的医生总会提醒各种禁忌和小心，孕妇和家人也都陷入了草木皆兵的状态。但在奎叔这里，更多的是破除谣言，凭借专业的医学知识打消没有必要的顾虑，凭借北方男人特有的幽默，让孕妈在轻松快乐的状态下度过孕产期。

奎叔对于孕期体重增长看得十分严格，目的是控制胎儿大小，有利于顺产。有一次等候产检，奎叔看诊完送一个准妈妈出诊室，跟她讲："我可以送你一张我的照片，你往后吃饭的时候就摆桌上，吃一口看一眼，就能想起'不能再吃了，大夫说超重了'！"

自此，我每天吃饭、上秤，都能想起奎叔的脸。

——李桢

奎叔是我见过的最好的产科医生，没有之一！

挂他的号纯属一次偶然，当时还因为是男大夫而纠结要不要挂，现在想来万分感激这次偶然。由于太胖，奎叔让我把甜食、水果通通戒掉，用玩笑的语气问我："是不是太武断了，像个军阀？不过，姑娘你都胖成这样了，踏实上班去吧，假条不给开！"只有真的对病人负责、为病人好的医生才会这么说吧。

最巧合的是，在单位跟同事聊天时，居然发现我俩看的是同一位医生。原来之前她口中那个整个孕期给她很多帮助，让她哭丧着脸去、笑着回家的好医生就是奎叔。

——米宝妈妈

实习时最喜欢产科，毕业虽然无缘产科，但是怀孕后想到的第一个建档医院就是北大，而且从大排畸开始就一直看奎叔的门诊。

由于我是个胖子，每次产检都特意挑在早晨空腹，并且选择一双最轻的鞋，担心体重超标。原以为自己的小心思隐藏得很深，但是每次都逃不过奎叔的法眼，总被提醒控制体重。后期有一次上吐下泻导致体重减轻，结果奎叔开玩笑地表扬我控制得不错……

产后42天复查特意去奎叔的诊室看他，进门就激动地叫他"奎叔"，其实之前都是恭敬地叫他李大夫。

很幸运，我的孕期有奎叔陪我度过。

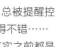

——李宸琪

我是奎叔的"非典型性"孕妇。

作为90后的首胎孕产妇，比起"循规蹈矩式"的孕产期，我更愿意去打破传统观念，遵循系统科学的医嘱，真正体验到孕产期带来的快乐。

犹记每次产检时，我都会问奎叔孕妇可不可以吃这个，可不可以吃那个，奎叔都会用诧异的目光看着我反问道："为什么不能吃呢？只要不腹泻，取之有度即可！"

奎叔就像一个工程师，将那些无形的"枷锁"一一敲碎，带你迈入崭新的孕产期后花园。

——煎饼CHOI

李奎医生是妇产界的网红，跟着奎叔产检，不仅能收获一箩筐的科学知识，还能收获一整个孕期的快乐。

在孕期玻璃心，对各种指标各种数据非常焦虑？奎叔会耐心做好详细的医学解释，言语中透着"艺高人胆大"的淡定，以他的专业性让你对他产生无条件的放心和信任。

在孕期频繁被各式谣言击中，难辨真假？奎叔能够三言两语把高大上的科学知识通过浅显的语言向你描述清楚。

在孕期受激素影响情绪容易波动？奎叔最擅长"话疗"，让你如沐春风，向你传递着"这都不是事儿"的正能量。

建议新手孕妈一定要读读奎叔的书，用科学的知识武装自己，"手上有粮，心里不慌"，从容地度过备孕期和孕期。如果你是二胎孕妈，那更要读读奎叔的书，"温故而知新"，在科学孕育和科学育儿的路上不断前行。

——蒋硕

产前的一个月，我突发牙髓炎，彻夜难寐，不得不做根管治疗。李奎大夫全程指导，帮助我认清了"孕期不可进行牙齿治疗"的误区，并亲自打电话与牙科大夫沟通，就根管手术时的麻药使用给出合理化建议，免去了我"牙疼不是病，疼起来真要命"的苦恼。

整个孕期与李奎大夫沟通极为顺畅，缓解了我全部的孕期焦虑。

——ALICE妈妈

初次等在李奎医生诊室门口时，传出的竟是医生责备孕妇的声音："谁让你吃水果的？山楂难道不是水果吗？"心下疑惑，孕妇向来备受别人礼让，为何到了医生处却挨骂？奇怪的是，此孕妇离开诊室，脸上并未显出委屈。仔细了解详情后得知，原来这位孕妇已处于孕晚期，高龄、肥胖、腹中胎儿已7斤，想顺产，但偏偏管不住嘴。

敢于责备孕妇，实属将心比心。如不把病人当亲人，多说一句都嫌累，如何还有力气斥责？

一个关心与斥责并存的医生，实在是因为生命所托，不可辜负。

能遇到李奎这样的好医生、好人，今生之我幸。

——常佳

非常感恩遇到了奎叔，让我把充满焦虑和不安的孕期过得轻松愉快。如果你是健康的孕妇，那看奎叔的门诊日常就是贫，奎叔会笑眯眯地鄙视你道听途说的各种谣言，靠着这股子唠叨宽慰你所有没必要的担心。但面对确实需要帮助的孕妇，奎叔会一秒变严肃，耐心、客观、周到地解答好你的问题。生产的时候遇到奎叔，那简直就是上辈子的造化啊！奎叔已离开北大妇幼去了和睦家，虽远离了"江湖"，但"江湖"上依然流传着关于他的种种传说……

——资深兔子

图书在版编目（CIP）数据

产科奎叔说：那些啪啪打脸的孕期误区 / 李奎著；
周沫绘. -- 北京：现代出版社，2020.5
ISBN 978-7-5143-8423-9

Ⅰ. ①产… Ⅱ. ①李… ②周… Ⅲ. ①妊娠期—妇幼
保健—普及读物 Ⅳ. ①R715.3-49

中国版本图书馆CIP数据核字(2020)第038871号

产科奎叔说：那些啪啪打脸的孕期误区

作　　者：李　奎
绘　　者：周　沫
责任编辑：李　昂
出版发行：现代出版社
通信地址：北京市安定门外安华里 504 号
邮政编码：100011
电　　话：010-64267325　64245264（传真）
网　　址：www.1980xd.com
电子邮箱：xiandai@vip.sina.com
印　　刷：北京瑞禾彩色印刷有限公司

开　　本：889mm×1194mm　1/24
印　　张：10.5　　　　　　　　字　　数：202千
版　　次：2020 年 5 月第 1 版　　印　　次：2023 年 3 月第 3 次印刷
书　　号：ISBN 978-7-5143-8423-9
定　　价：49.80 元